CONTRIBUTION A L'ÉTUDE

de la Bactériologie

ET DE L'ANATOMIE PATHOLOGIQUE

des Salpingo-ovarites

PAR

Le Docteur Émile REYMOND

Ancien interne des hôpitaux
Membre de la Société anatomique
Lauréat de l'Assistance publique (Prix Civiale, 1892-93)

PARIS

G. STEINHEIL, ÉDITEUR

2, RUE CASIMIR-DELAVIGNE, 2

1895

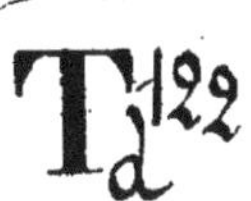

CONTRIBUTION A L'ÉTUDE

DE

LA BACTÉRIOLOGIE

ET DE

L'ANATOMIE PATHOLOGIQUE DES SALPINGO-OVARITES

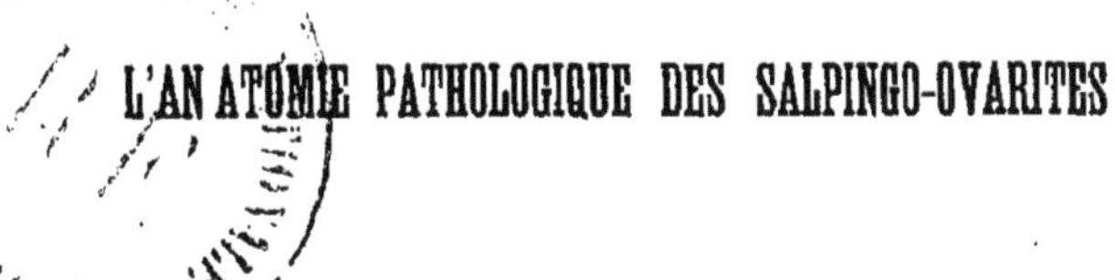

DU MÊME AUTEUR

1891. — **Contribution à l'étude du traitement des fibromes utérins par les courants d'induction** (en collaboration avec M. MALLY). *Annales de gynécologie et d'obstétrique*, mai 1891.

— **Distribution des micro-organismes dans une néphrite infectieuse.** *Société anatomique*, juin 1891.

— **Pyélonéphrite.** *Société anatomique*, juin 1891.

1892. — **Hémianesthésie sans hémiplégie, consécutive à un traumatisme cérébral n'intéressant que les faisceaux sensitifs.** *Société anatomique*, 15 janvier 1892.

— **De l'infection de la muqueuse vésicale par sa face profonde** (en collaboration avec le professeur GUYON). *Société de biologie*, 2 juillet 1892.

1893. — **Sarcome primitif du poumon gauche.** *Société anatomique*, 31 mars 1893.

— **Des cystites consécutives à une infection de la vessie à travers les parois.** *Annales des maladies génito-urinaires*, avril et mai 1893. (Prix CIVIALE, 1892.)

— **Goitre exophtalmique. Marche suraiguë.** *Société anatomique*, juin 1893.

— **Symptômes consécutifs au ramollissement du lobule paracentral** (en collaboration avec M. WEIL). *Société anatomique*, 1893, p. 472.

— **Disposition anatomique d'un rein fixé depuis quatre ans.** *Société anatomique*, octobre 1893.

— **Cystites survenues chez des malades n'ayant jamais été sondés.** *Annales génito-urinaires*, octobre 1893.

— **Tumeur du corps pituitaire.** *Société anatomique*, décembre 1893.

— **Sarcome primitif de l'arachnoïde.** *Société anatomique*, décembre 1893.

1894. — **Fibrome kystique de l'utérus contenant du pus dans l'intérieur des poches.** *Société anatomique*, janvier 1894.

— **Péritonite localisée à la suite d'une perforation de l'estomac.** *Société anatomique*, janvier 1894.

— **Hernie inguinale de la vessie, de la trompe et de l'ovaire.** *Société anatomique*, novembre 1894.

— **Notes sur la torsion du pédicule des salpingo-ovarites** (en collaboration avec M. H. HARTMANN). *Annales de gynécologie et d'obstétrique*, septembre 1894.

— **Pyélonéphrite calculeuse compliquée de phlegmon périnéphritique et d'obstruction de l'urèthre par un calcul.** *Bulletins de la Société anatomique*, 1894, p. 472.

1895. — **Remarques à propos d'un cas de salpingite blennorrhagique.** *Société anatomique*, mai 1895.

— **Formes spéciales de la salpingite blennorrhagique.** *Société anatomique*, mai 1895.

— **Kystes dermoïdes symétriques des ovaires. Torsion du pédicule du kyste droit.** *Société anatomique*, juin 1895.

— **Fibrome développé aux dépens de la paroi d'un kyste de l'ovaire** (en collaboration avec M. le professeur TERRIER). *Société anatomique*, juin 1895.

— **Phlegmon du ligament large ayant laissé comme reliquat une salpingo-ovarite purulente. Rupture de l'abcès ovarien : péritonite suraiguë.** *Société anatomique*, juin 1895.

IMPRIMERIE LEMALE ET Cie, HAVRE

CONTRIBUTION A L'ÉTUDE

de la Bactériologie

ET DE L'ANATOMIE PATHOLOGIQUE

des Salpingo-ovarites

PAR

Le Docteur Émile REYMOND

Ancien interne des hôpitaux
Membre de la Société anatomique
Lauréat de l'Assistance publique (Prix Civiale, 1892-93)

PARIS

G. STEINHEIL, ÉDITEUR

2, RUE CASIMIR-DELAVIGNE, 2

1895

CHAPITRE PREMIER

CARACTÈRES MACROSCOPIQUES DE LA SALPINGO-OVARITE

Au cours des recherches que nous avons entreprises sur la bactériologie des salpingites, nous avons eu l'occasion d'étudier l'aspect macroscopique de nombreuses annexes utérines. Nous venons aujourd'hui communiquer les remarques qu'il nous a été donné de faire.

Pour plus de clarté nous examinerons successivement les modifications pathologiques subies par l'ostium utérin et l'ostium abdominal de la trompe. Ces modifications ont une importance capitale d'où peut dépendre la forme de la salpingo-ovarite. Nous étudierons ensuite les adhérences que peuvent affecter les annexes enflammées avec les organes voisins; enfin nous terminerons par quelques remarques sur les formes différentes que peuvent présenter ces salpingo-ovarites.

I. — Ostium utérin

Les modifications survenues dans le cours d'une salpingite au niveau de l'ostium utérin ont été comprises de façons très différentes. Le mot d'oblitération a été employé par les uns, pour dire que la lumière avait à ce niveau cessé d'exister, tandis que d'autres entendaient par là que cette lumière ne livrait plus passage au liquide contenu dans la trompe.

Orthmann (1) distingue bien les deux cas, et dit que les collections de la trompe ne peuvent se produire que s'il existe ou bien une atrésie de l'ostium, ou bien une solution de continuité de la lumière à ce niveau.

Landau (2), dans son étude clinique des kystes tubaires, reconnaît que la collection salpingienne peut se produire en l'absence d'oblitération complète.

Mordret (3), dans sa thèse, insiste sur l'oblitération de la trompe par épaississement et sclérose des parois, sclérose qui existe, dit-il, même lorsque la lumière est conservée.

Fournet (4) cite un cas où la lumière avait été remplacée par un véritable cordon fibreux sur une petite longueur, et il ajoute que c'est là une disposition qui doit souvent se produire.

En somme, il est admis, que dans un nombre de cas plus ou moins considérable suivant les auteurs, la lumière de la trompe a complètement disparu au niveau de l'extrémité utérine.

Or cette disparition de la lumière nous semble au contraire d'une extrême rareté ; dans les 94 dernières salpingites que nous avons examinées, nous n'avons pas une seule fois trouvé d'oblitération complète de l'oviducte à l'extrémité utérine ; et si nous en avons auparavant découvert quelques cas, cela tient peut-être à ce que nous n'avions pas alors su chercher cette lumière.

Voici aujourd'hui comment nous procédons. Une trompe kystique a été sectionnée au cours d'une opération au ras de l'utérus ; elle reste distendue par le liquide qu'on ne peut faire sourdre par l'ostium utérin en pressant sur la trompe.

---

(1) Orthmann. Beiträge zur normalen Histologie und zur Pathologie der Tuben. *Archiv für pathologische Anatomie und Physiologie und für klinische Medicin von Virchow*, p. 165, Band 108, 1887.

(2) Landau. *Centr. f. Gyn.*, 1892, n° 1, p. 11.

(3) Mordret. *Étude anatomo-pathologique sur les salpingo-ovarites*. Thèse Paris, 1890.

(4) Fournet. *Congrès de gynécologie et d'obstétrique de Bruxelles*, 1892.

Nous prenons une très fine pipette non brisée et essayons de l'introduire dans l'orifice utérin, non pas en poussant avec la pipette, mais en tirant sur la trompe dont les coudures internes s'effacent parfois facilement; l'extrémité de la pipette une fois libre dans la cavité kystique, on la brise à travers les parois ; la pipette se remplit du contenu de la trompe, prouvant ainsi qu'elle a bien pénétré dans le kyste.

Si maintenant on la retire et que pressant à nouveau sur la poche, on cherche à vider ce qui reste de liquide, on voit que celui-ci ne sort toujours pas par l'ostium, perméable à la pipette dans un sens et non perméable au liquide dans l'autre.

On peut recommencer la même expérience avec une grosse pipette pleine cette fois d'un liquide quelconque, de bouillon par exemple; la pointe brisée, on pousse le bouillon jusqu'à ce que les parois du kyste salpingien soient aussi distendues que possible. Le liquide tend à s'échapper entre les parois et la pipette avant que celle-ci ne soit retirée, mais dès qu'elle est enlevée, le kyste reste distendu et rien ne sort plus par l'orifice.

Nous avons refait cette expérience d'autant plus souvent qu'elle nous a servi à un mode de culture : le résultat a toujours été sensiblement le même. Lorsque nous avons éprouvé des difficultés à pénétrer, il a suffi de pratiquer des débridements sur l'enveloppe péritonéale et les parois externes de la trompe pour en redresser les courbures et rétablir la perméabilité de la lumière ; aussi pensons-nous que les oblitérations complètes de l'ostium utérin sont d'une extrême rareté.

Quelles sont donc les raisons qui peuvent empêcher le liquide de l'hydro ou du pyosalpinx de sortir par un canal dont la lumière est libre ? Voici celles qu'on peut invoquer :

1° Lésions des parois et diminution du calibre de la trompe.

2° Compressions extérieures.

3° Modification dans le trajet de la lumière.

1° Les lésions survenues dans les parois sont de deux ordres : épaississement des parois, disparition de la souplesse des tissus.

L'épaississement contribue à la diminution du calibre de la lumière dont il ne faut pas exagérer l'importance ; tel hydrosalpinx, dont la lumière paraissait fort étroite à l'extrémité utérine, se vide fort bien quand on a enlevé les couches externes et effacé les replis de la trompe ; tel pyosalpinx, dont le contenu ne peut sortir par l'ostium utérin, possède cependant à ce niveau une lumière plus large qu'à l'état normal.

Quant à la rigidité des tissus, elle peut être due à la transformation scléreuse fixant le canal dans ses sinuosités ; parfois, comme dans la forme *noduleuse*, que nous décrirons plus loin, ce sont de petits fibro-myômes développés dans les parois qui écraseront la lumière en en déformant le trajet.

2° Les compressions extérieures peuvent fermer l'ostium utérin : la chose est du moins assez rare pour que nous n'insistions pas.

3° Quant aux modifications dans le trajet de la lumière, elles peuvent se produire de deux façons différentes : par torsion, ce qui est une rareté ; par coudures successives, ce qui est la règle.

Nous n'insisterons pas sur les torsions dont nous avons publié un cas, en collaboration avec notre maître M. Hartmann (1).

Quant aux coudures de l'extrémité utérine, on peut dire qu'elles constituent la véritable cause de rétention des salpingites ; mais elles sont bien plus accentuées qu'on est tenté de le croire. Extérieurement la trompe semble seulement offrir quelques ondulations à son extrémité ; mais si on cherche le trajet de la lumière par dissection ou mieux encore sur des coupes, on voit qu'elle présente des coudures qu'on ne pouvait d'abord pas supposer, des retours sur elle-même rendant impossible le passage d'un liquide. La fig. 7 représente un hydrosalpinx dans lequel l'extrémité utérine ne

---

(1) HARTMANN et REYMOND. *Ann. de Gyn. et d'Obst.*, septembre 1894, p. 172.

paraît présenter à l'extérieur que des ondulations insignifiantes ; sur une coupe longitudinale on voit qu'il existe une coudure expliquant suffisamment que la poche salpingienne n'ait pu se vider.

La cause empêchant qu'on se rende compte extérieurement

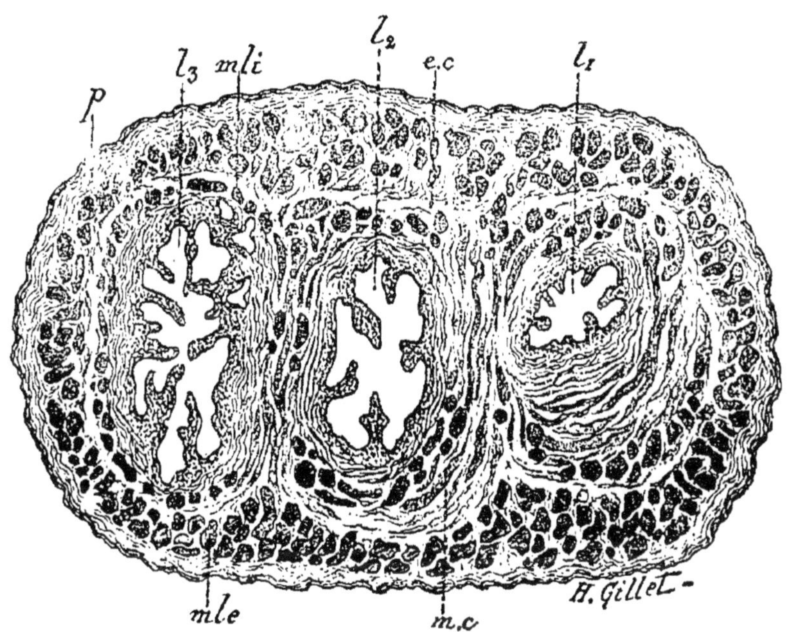

Fig. 1. — Coupe de l'extrémité utérine d'un pyosalpinx, faite perpendiculairement à l'axe de la trompe. (Obs. XI.)

l_1 l_2 l_3 : La lumière de la trompe est tellement contournée sur elle-même qu'on la retrouve trois fois sur la même coupe histologique; *mc,* couche musculaire profonde circulaire ; *mli,* faisceaux les plus profonds de la couche musculaire longitudinale accompagnant la lumière dans ses circuits ; *mle,* faisceaux longitudinaux superficiels accompagnant le péritoine *p*, *ec,* espace clair séparant les faisceaux superficiels et profonds de la couche longitudinale.

de ces coudures est aussi celle qui les a produites. Ces coudures tiennent à une disproportion à ce niveau entre l'enveloppe péritonéale et la muqueuse : ce conduit muqueux a augmenté de longueur, la tunique séreuse est restée la même. Pour que le premier demeure contenu dans la seconde il a dû se replier sur lui-même.

Quant aux couches intermédiaires entre la muqueuse et le péritoine, elles présentent une disposition curieuse : les couches les plus profondes accompagnent la muqueuse dans ses circuits ; les couches superficielles abandonnent les précédentes, passent directement sur leurs plis, restent accolées au péritoine.

Cette disposition est bien indiquée par la fig. 1. Celle-ci correspond à une coupe de la trompe à son extrémité utérine : la coupe est faite perpendiculairement à l'axe de la trompe; les coudures étaient telles en ce point, que nous retrouvons trois fois la lumière dans la même préparation : cette lumière appartient à trois points relativement éloignés les uns des autres, tant sont accentuées les coudures. On constate, en effet, que la muqueuse ne présente dans la première coupe que de simples ondulations, qui s'accentuent dans la seconde et deviennent de véritables franges dans la troisième.

Autour des trois coupes de muqueuse se voient trois anneaux musculeux correspondant à la couche circulaire qui a suivi la muqueuse dans ses replis.

Plus extérieurement nous trouvons encore correspondant à chacune des trois lumières une couronne plus ou moins complète de faisceaux musculaires longitudinaux, coupés par conséquent transversalement et accompagnant le trajet de la couche circulaire.

Enfin, tout à fait à la périphérie de la préparation, nous trouvons d'autres faisceaux longitudinaux séparés des précédents enveloppant tout ce qui précède dans une ceinture unique, abandonnant par conséquent le trajet de la muqueuse et accompagnant la séreuse.

En résumé, la muqueuse est, dans ce cas, accompagnée de la couche musculaire profonde, d'une partie de la couche musculaire superficielle, l'autre partie de cette dernière est restée accolée au péritoine. Telle est la disposition la plus fréquente.

Quelle peut être la cause déterminant dans les salpingites

cette disproportion entre l'allongement des tuniques internes et externes ?

Peut-être l'allongement est-il proportionnel pour chaque tunique à la congestion de celle-ci.

C'est là une simple hypothèse ; quant à la disposition elle-même, elle est facile à vérifier.

II. — Ostium abdominal

a) *Fermeture du pavillon par adhérences des franges entre elles.*

Le pavillon peut être oblitéré, comme nous le verrons plus loin, par adhérence à l'ovaire et aux organes voisins ; mais il peut s'oblitérer lui-même sur place. La fréquence de cette oblitération est reconnue par tout le monde, mais la façon dont elle survient a été peu étudiée.

On trouve dans différents traités, que le canal de la trompe se rétrécit de plus en plus à ce niveau, et finit par se fermer complètement. D'autres auteurs laissent entendre que l'oblitération se fait par accolement de la muqueuse à elle-même.

Ces deux hypothèses sont l'une et l'autre en contradiction avec tous les faits que nous avons pu observer. Si d'ailleurs elles étaient exactes, on serait en droit de se demander pourquoi l'oblitération de la trompe se fait à son extrémité abdominale, plutôt qu'en tout autre point. Nous avons vu que la lumière de la trompe n'a pas de tendance à disparaître à l'extrémité utérine, elle n'en a pas davantage à la partie moyenne. Pourquoi, dès lors, dans la moitié des cas, verrait-on la même muqueuse s'accoler à elle-même et fermer complètement la lumière du canal, justement au point où celui-ci est le plus large ?

Si la trompe se ferme si souvent à son orifice externe, et cela en dehors des adhérences extérieures qu'elle peut contracter à ce niveau, c'est qu'en ce point la séreuse fait suite à la muqueuse. *L'oblitération de l'orifice abdominal ne se fait pas aux dépens de la muqueuse, mais bien du péritoine.*

Quant au processus par lequel se constitue cette oblitération, s'il est encore peu connu, c'est qu'on n'a eu l'occasion d'en constater le début qu'au cours des laparotomies faites à des époques peu avancées des lésions salpingiennes.

Déjà cependant, Martin, cité par Thibault (1), rapporte qu'il trouva, au cours d'une laparotomie, une trompe dont le pavillon fermé se rouvrit lorsqu'on pressa à son niveau ; les franges gonflées se déplissèrent alors comme les feuilles en calice d'un mimosa.

Telle est aussi la disposition que nous avons eu l'occasion d'observer une fois, et que schématise la fig. 2. A mesure

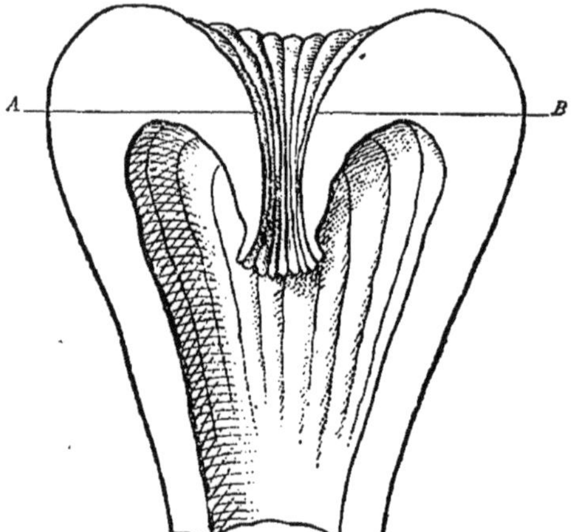

FIG. 2. — Premier temps de la fermeture du pavillon : les franges revenues sur elles-mêmes se regardent par leur face péritonéale.

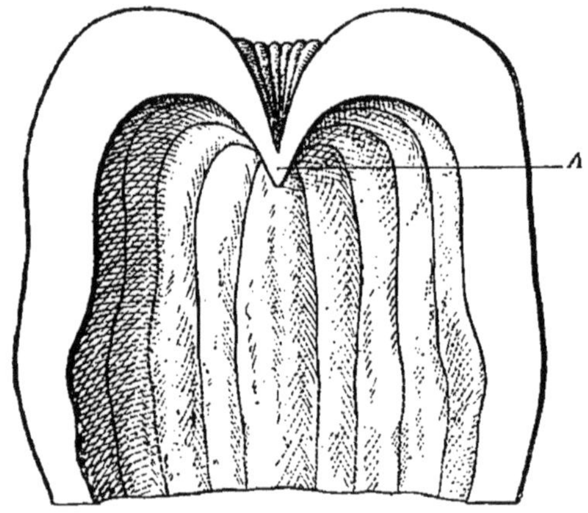

FIG. 3. — Deuxième temps de la fermeture du pavillon : les franges se sont soudées : le pavillon est fermé.

qu'elles s'enflamment et s'épaississent, les franges se replient sur elles-mêmes et tendent à rentrer dans le pavillon.

A partir de ce moment, les faces péritonéales des franges (A et B) se font face, et leur revêtement séreux a autant de tendance à s'accoler à lui-même que le revêtement muqueux en avait peu.

Dès lors, les adhérences se constituent, l'ostium abdominal se ferme, du liquide se collecte dans la trompe ; on a une disposition qui rappelle le schéma 3.

(1) THIBAULT. Th. Paris, 1890.

Longtemps encore dans l'intérieur de la trompe subsiste la saillie A. Nous avons même, à plusieurs reprises, trouvé dans le fond de vieux hydro-salpinx une cicatrice étoilée et saillante qui représente le vestige de cette disposition.

Dans quelques cas, nous avons constaté sur des pavillons qui paraissaient tout d'abord obstrués, l'existence d'un petit orifice permettant à la sonde cannelée de pénétrer dans la trompe ; et si alors on pressait sur celle-ci, on faisait généralement sortir les franges repliées à l'intérieur ; elles se présentaient au niveau de l'orifice sous la forme d'une petite masse rouge et papillaire.

En résumé, l'occlusion du pavillon (en dehors de l'occlusion par adhérence aux organes voisins) paraît se faire en deux temps :

1° Les franges se replient sur elles-mêmes en rentrant dans le pavillon.

2° Les surfaces péritonéales une fois en face l'une de l'autre adhèrent entre elles.

b) *Adhérences du pavillon et de l'ovaire.*

Le pavillon peut affecter trois dispositions différentes par rapport à l'ovaire : 1° il lui adhère par sa face péritonéale; 2° il s'abouche contre la surface ovarienne ; 3° il s'ouvre dans une cavité ovarienne.

1° L'*adhérence du pavillon par sa face externe* est représentée dans la fig. 4. Cette adhérence peut se faire avec la face antérieure ou le bord supérieur ; ou bien encore, comme dans le cas de la fig. 4, la trompe enveloppe l'ovaire en exagérant la disposition normale et le pavillon vient adhérer à la face postérieure de l'ovaire.

Dans tous les cas, c'est la face péritonéale qui adhère ; la surface muqueuse du pavillon reste libre. On comprend que cette disposition empêche la fécondation malgré la liberté de la lumière.

L'ovaire peut augmenter de volume après la formation des adhérences, soit parce qu'il s'y développe un abcès, soit parce qu'un kyste prend dans son épaisseur un développement plus considérable; le pavillon enflammé subit alors certaines modifications.

Au niveau du point où le pavillon est libre d'adhérences (A, fig. 4) les franges épaisses et courtes tendent à se pelotonner du côté de la lumière ; elles s'enveloppent dans leur péritoine, mais celui-ci ne se trouve toujours qu'au contact de la muqueuse et les adhérences ne s'établissent pas.

D'autre part, les franges adhérentes à l'ovaire (B) se trouvent distendues par le développement anormal que prend

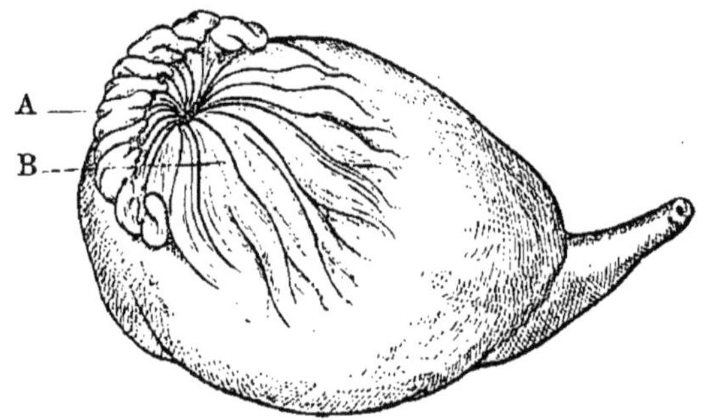

Fig. 4. — Adhérence de la face péritonéale du pavillon à l'ovaire.

celui-ci ; à mesure qu'il grossit, il se coiffe de cette portion du pavillon et la distend de plus en plus.

Cette disposition est plus ou moins accentuée, mais on la trouve presque toujours : franges petites et épaisses au niveau où le pavillon est libre ; franges longues et minces au niveau où elles adhèrent à l'ovaire augmenté de volume.

La lumière est libre dans cette forme. Nous venons de voir pourquoi. Aussi n'existe-t-il généralement pas de collection purulente dans l'intérieur de la trompe.

2° *Abouchement du pavillon contre l'ovaire.* — Dans cette forme le pavillon regarde l'ovaire par sa face muqueuse ; une collection peut se former entre la paroi ovarienne et la muqueuse du pavillon. Cette disposition a souvent été confondue avec la forme suivante dans laquelle la collection salpingienne communique au niveau du pavillon avec une collection ovarienne.

Ces deux formes sont très distinctes, mais elles demandent à être rapprochées en ce que la seconde est toujours une modification de la première.

Pour se rendre compte de ces transformations, il est nécessaire de chercher les causes déterminant un abouchement du pavillon sur l'ovaire. A l'état physiologique, une progression du pavillon du côté de la couche ovigène est toujours due à la même cause : le développement d'un ovisac qui, ayant pris des dimensions plus considérables, est prêt à se rompre et à confier l'ovule au pavillon; celui-ci se présente pour le recevoir. Nous ne cherchons nullement par quel intermédiaire le développement de l'ovisac vient agir sur les mouvements de la trompe et nous ne retenons que le fait lui-même généralement admis : le pavillon tend à se rapprocher de l'ovisac qui est le plus gros.

Or il semble qu'il en soit de même alors qu'au lieu d'un ovisac il s'agit de toute collection ovarienne tendant à se rapprocher de la surface de l'organe : le pavillon va au-devant de la collection comme il allait au-devant de l'ovisac; mais les adhérences qui s'établissent alors persistent et si la collection s'ouvre le kyste tubo-ovarien est constitué.

Telle est l'influence à laquelle l'ovaire semble soumettre le pavillon; mais d'autre part, sous l'influence de sa propre inflammation, celui-ci subit le processus que nous avons étudié tout à l'heure; ses franges se recroquevillent et tendent ensuite à s'accoler par leurs faces péritonéales. Suivant que ce processus sera plus ou moins avancé alors que le pavillon entrera en contact avec l'ovaire, on aura une des deux dispositions suivantes :

Dans le premier cas (fig. 5), le pavillon est complètement fermé avant que les adhérences se soient établies avec l'ovaire; la collection de la trompe (T) est séparée de celle de l'ovaire (K) non seulement par une couche de tissu ovarien (O), mais par l'épaisseur des franges (F) qui s'appliquent en tous points sur l'ovaire.

Dans le second cas (fig. 5) le pavillon a commencé aussi à reployer ses franges avant d'adhérer à l'ovaire ; mais l'accolement des franges entre elles n'est pas encore complet et l'occlusion de la trompe n'est produite que par son abouchement contre les parois de l'ovaire.

La première forme est assez fréquente, probablement parce qu'elle a chance de persister ; la seconde paraît plus rare, sans doute parce que les deux collections salpingiennes et ovariennes sont séparées seulement par une paroi de

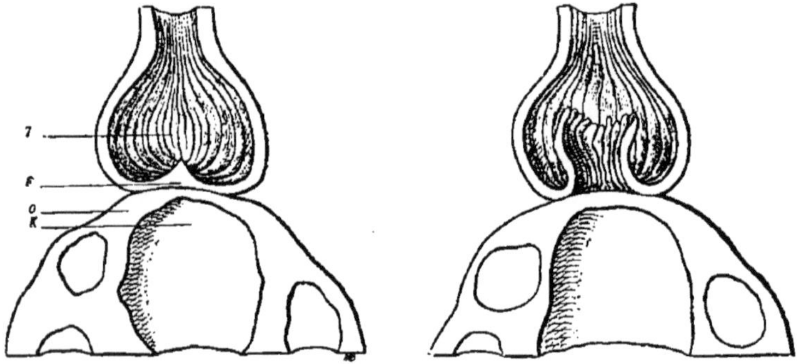

Fig. 5. — Abouchement du pavillon contre l'ovaire. Schéma 1 : la fermeture du pavillon a précédé l'adhérence à l'ovaire. — Schéma 2 : l'adhérence à l'ovaire a précédé l'accolement des franges entre elles.

parenchyme ovarien. Cette paroi est facilement résorbable, la communication s'établit et nous nous trouvons dès lors en présence de la forme qui nous reste à décrire.

3° *Ouverture du pavillon dans une cavité de l'ovaire.* — Cette disposition a été signalée par un grand nombre d'auteurs, mais aucun d'eux n'a insisté sur les différences qu'elle pouvait présenter. Dans une longue communication faite à propos d'un cas de ce genre, Desguin (1) considère qu'il s'agit là d'une rareté pathologique ; cette opinion nous

(1) Desguin, d'Anvers. *Bulletin de la Société belge de gyn. et d'obst.*, 1892, t. III, p. 99.

paraît au moins exagérée, car nous avons eu bien souvent l'occasion de l'étudier.

Nous allons décrire successivement la cavité ovarienne, l'orifice qui la fait communiquer avec le pavillon et la disposition de celui-ci.

La cavité ovarienne est le plus souvent représentée par un kyste. On trouve ordinairement nombre de kystes dans l'ovaire; c'est le plus gros qui communique le plus souvent avec la trompe. Parfois ce kyste communique lui-même avec un certain nombre d'autres par des orifices réguliers, circulaires, à bords mousses.

Le kyste qui communique avec la trompe est presque toujours purulent, tandis que les autres kystes isolés dans le tissu de l'ovaire sont le plus souvent séreux. Cette disposition tiendrait à faire croire que le kyste purulent ne s'est infecté que par l'intermédiaire de la trompe. Ce serait là une erreur d'interprétation contre laquelle les caractères macroscopiques mettent en garde, en dehors même des recherches bactériologiques. Si, en effet, le kyste est infecté par la trompe, il est évident qu'il doit rester limpide tant que la communication n'est pas établie avec cette dernière. Or dans la prémière forme que nous avons étudiée et où les deux cavités étaient encore indépendantes, le kyste avoisinant l'adhérence du pavillon n'en est pas moins purulent (fig. 6).

Nous pouvons donc supposer dès à présent que la purulence du kyste n'est pas le résultat, mais la cause de la communication avec la trompe. C'est parce qu'il est infecté que le kyste se trouve congestionné et augmenté de volume, qu'il appelle les adhérences du pavillon et que finalement il communique avec lui.

Mais pourquoi, à côté de kystes purulents, trouve-t-on dans l'ovaire d'autres kystes plus petits et de contenu limpide? Peut-être faut-il penser que ceux-ci se sont formés depuis peu, après la phase aiguë de l'infection, au cours du processus scléro-kystique secondaire.

Cette ouverture du pavillon dans un kyste purulent ne

représente du reste pas une règle absolue; la cavité peut

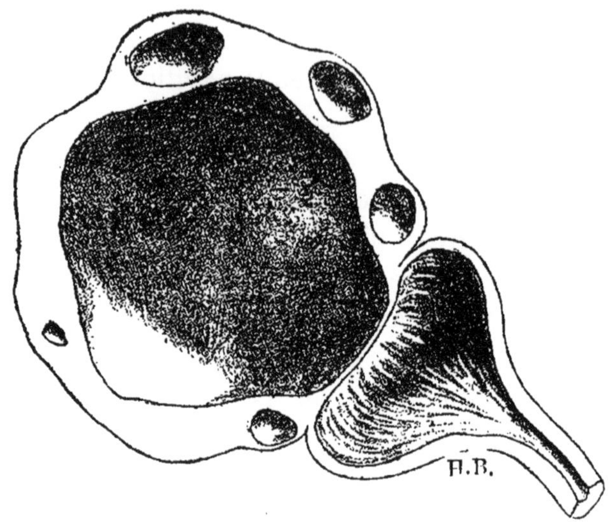

Fig. 6. — Cavités ovariennes et salpingiennes toutes deux purulentes, mais encore indépendantes.

encore se présenter sous forme d'un kyste à contenu séreux ou sous forme d'un abcès n'ayant plus de parois kystiques.

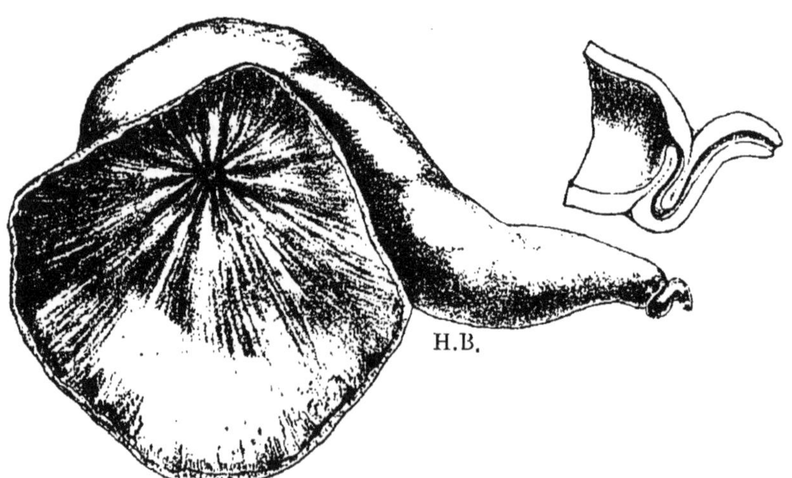

Fig. 7. — Hydrosalpinx communiquant avec un grand kyste séreux de l'ovaire; l'ostium utérin est fermé par une brusque coudure de la lumière.

La première de ces formes s'est présentée dans trois de nos observations; il s'agissait pour chacune d'elles d'un kyste ovarien gros, dans un cas, comme un œuf de dinde, ayant un contenu limpide, et communiquant très largement avec une hydro-salpingite (fig. 7). Faut-il supposer qu'il puisse s'agir d'un simple kyste n'ayant *jamais été infecté* et communiquant avec une trompe qui lui aurait adhéré ? (1)

La chose est bien peu probable et il y a grande raison pour supposer que le kyste a été purulent à une certaine période et qu'il a subi la même série de modifications qu'un pyosalpinx devenant hydrosalpinx. Dans nos trois observations, le début de la maladie était éloigné, les symptômes avaient été fébriles autrefois ; on était en somme en présence d'une affection paraissant devenue chronique après une période aiguë. D'autre part, la communication entre la trompe et l'ovaire paraissait exister depuis longtemps ; nous n'avons jamais trouvé dans ces trois cas un orifice en diaphragme comme on en voit entre les kystes et les trompes à contenu purulent. Au contraire, la communication entre les deux cavités est si large qu'il est difficile de savoir où l'on passe d'un organe à l'autre.

Disons enfin, à l'appui de cette façon de voir, que dans une de nos observations nous avons trouvé de chaque côté la même disposition anatomique, mais tandis que du côté qui avait le premier fait souffrir la malade, on trouvait un liquide limpide dans le kyste et la trompe, dans l'autre, atteint secondairement, on constatait encore la présence d'un liquide louche contenant des leucocytes et des cellules desquamées.

Quant à la dernière forme de cavité ovarienne, celle qui fait penser à un abcès plutôt qu'à un kyste, on en trouve les parois irrégulières, anfractueuses ; des débris de la paroi nagent dans le pus de l'abcès.

Il est possible qu'il s'agisse dans ce cas de véritables abcès créés aux dépens des tissus de l'ovaire. Nous avons pu étudier histologiquement la formation d'abcès paraissant avoir les lymphatiques comme point de départ.

(1) More Madden. Trad. dans *Ann. de Gyn.*, 1895, vol. I, p. 95.

Cependant, il est fort possible aussi qu'on ait affaire à de simples kystes infectés dont les parois ont été moins ménagées que dans les cas précédents et sont devenues anfractueuses au lieu de rester lisses et régulières.

Tels sont les différents aspects que l'on trouve à la cavité ovarienne. Voyons maintenant par quel orifice communique celle-ci avec la cavité de la trompe.

Les dimensions de cet orifice paraissent dépendre de l'époque où s'est établie la communication.

Lorsque celle-ci date d'une époque relativement rappro-

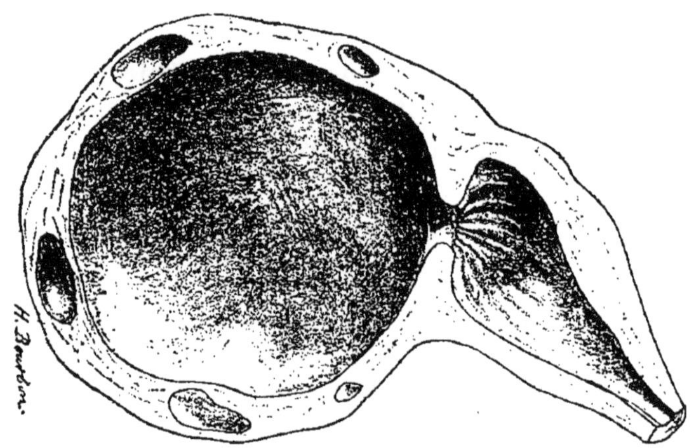

Fig. 8. — Orifice en diaphragme faisant communiquer la cavité salpingienne avec un kyste purulent de l'ovaire.

chée, l'orifice, moins régulier, est plus petit ; il est creusé à travers la paroi ovarienne comme l'ouverture d'un diaphragme (fig. 8).

Lorsque les lésions sont plus anciennes, on trouve l'orifice plus large, beaucoup plus régulier ; ses bords sont mousses et unis.

A mesure que la lésion est plus ancienne, l'orifice s'élargit ; il vient un moment où cet orifice est si large que le niveau où communiquent les deux cavités n'est même pas marqué par un rétrécissement.

La part que prend le pavillon à la constitution de l'orifice dépend des dimensions de celui-ci, elle dépend aussi de son mode d'abouchement sur la paroi de l'ovaire.

Si les adhérences se sont constituées avant que les franges soient rentrées dans le pavillon, on verra celui-ci adhérer par son bord; il ne prend pas part à la constitution de l'orifice et se déchire facilement pendant l'opération.

Si, au contraire, les franges avaient déjà commencé à se pelotonner sur elles-mêmes, au moment où se sont constituées les adhérences, celles-ci s'établiront par une large surface péritonéale comme dans la fig. 9; le court canal qui va de l'ovaire à la trompe sera alors formé non seulement par le tissu de l'ovaire, mais encore par les franges du pavillon.

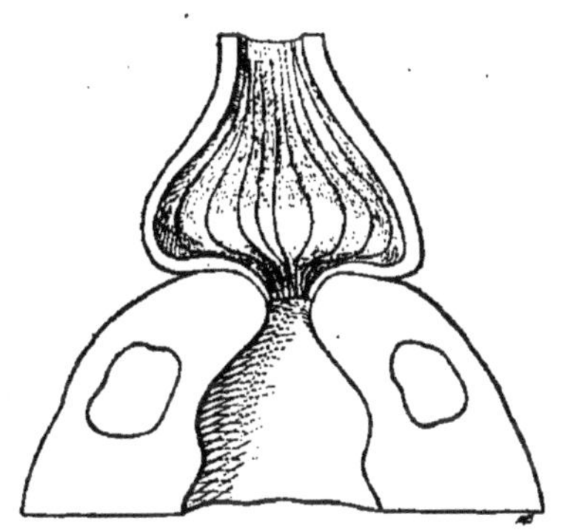

Fig. 9. — De larges adhérences entre les franges et l'ovaire entourent l'orifice salpingo-ovarien (schéma).

Il est une disposition que nous avons assez souvent trouvée et qui paraît plus délicate à expliquer, c'est celle où le pavillon paraît entrer dans la cavité ovarienne, soit que les franges nagent dans le liquide, soit qu'elles s'appliquent sur la paroi kystique.

Pour se rendre compte de cette disposition, il faut supposer qu'au moment où s'est faite la perte de substance ovarienne établissant la communication, les franges étaient revenues sur elles-mêmes, comme dans la fig. 2; une fois l'ouverture établie, les franges dépelotonnées ont passé par cette ouverture pour nager dans le liquide (fig. 19), ou pour s'accoler aux parois, comme dans le schéma de la fig. 10 qui correspond à une très ancienne lésion.

Terminons en signalant la disposition dans laquelle la trompe et le kyste purulent ne communiquent pas directement, mais par l'intermédiaire d'une poche ouverte à ses deux extrémités (*Ki*, fig. 11). Les parois de cette poche paraissent s'être formées consécutivement à une péritonite localisée qui s'est peu à peu libérée de ses adhérences. Nous étudierons la formation de poches de cette espèce à propos des

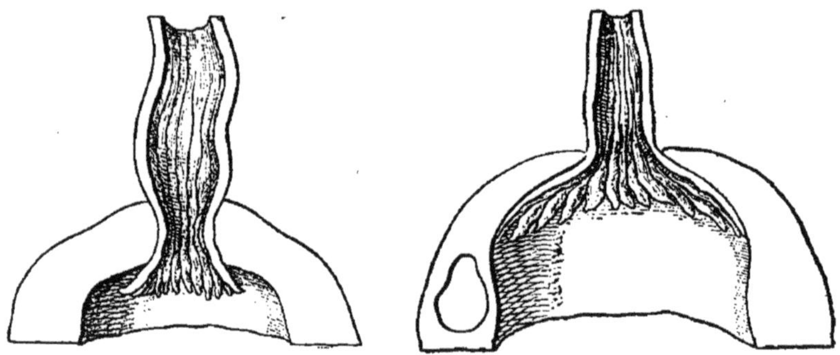

Fig. 10. — Les franges du pavillon ont pénétré dans le kyste ovarien ; elles nagent dans le liquide (schéma 1) où elles s'accolent aux parois (schéma 2).

kystes purulents coiffant le pavillon et libres d'autres adhérences.

Nous venons, dans ce chapitre, d'étudier les adhérences que peuvent présenter le pavillon et l'ovaire. Disons un mot

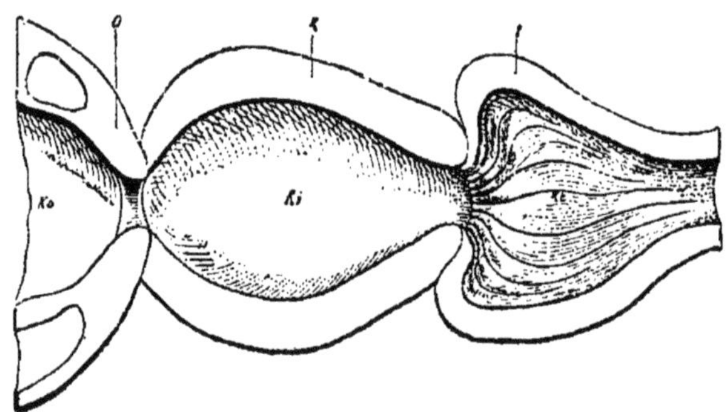

Fig. 11. — Le kyste ovarien (*Ko*) communique avec la cavité salpingienne (*Kt*) par l'intermédiaire d'un autre kyste (*Ki*).

des adhérences de celui-ci avec les autres parties de la trompe.

La forme la plus fréquente est la suivante : la corne utérine est généralement libre et séparée de l'ovaire ; plus loin celui-ci adhère au corps de la trompe et les adhérences deviennent plus intimes à mesure qu'on se rapproche du pavillon.

Normalement la trompe et l'ovaire sont séparés par un cul-de-sac péritonéal, limité en avant et en arrière par les ailerons et descendant plus ou moins bas. Que devient ce cul-de-sac lorsque les deux organes contractent des adhérences? On pourrait croire qu'il est soulevé peu à peu et s'efface ainsi, mais il n'en est rien : le cul-de-sac disparaît sur place par accolement des feuillets séreux.

Pour s'en bien rendre compte, il faut pratiquer des coupes en série, sur toute la longueur de la trompe.

En allant de l'utérus au pavillon, on trouve d'abord un point où l'adhérence de la trompe et de l'ovaire laisse un cul-de-sac au-dessous d'elle. Plus loin, ce cul-de-sac disparaît, mais on trouve encore au microscope les deux feuillets séreux appliqués l'un sur l'autre ; leur trajet est marqué par une traînée de leucocytes qui se trouvent, de même, abondants dans les lymphatiques voisins. Dans une de nos observations, de nombreux micro-organismes étaient, au niveau de l'adhérence, mêlés aux globules blancs.

Enfin, si l'on continue, on trouve une région où l'adhérence des organes est plus intime ; il n'existe plus trace de séreuse et la délimitation serait difficile entre l'ovaire et la trompe si l'on n'en avait suivi la limite dans la série des coupes. Le péritoine semble alors se continuer avec le revêtement de l'ovaire.

En se rapprochant encore du pavillon, on trouve la trompe faisant corps avec l'ovaire et comprise souvent dans la paroi d'un abcès ovarien.

c) *Fermeture du pavillon par adhérences exceptionnelles.*

Nous terminerons l'étude des modifications subies par le pavillon en parlant d'une forme qui n'a pas, à notre connaissance, été décrite en France ; que nous n'avons, pour notre part, jamais rencontrée, mais sur laquelle ont insisté plusieurs auteurs étrangers.

Dans cette forme, étudiée par Rosthorn (1), Desguin (2) et Zedel (3), la trompe se continue par un kyste ayant en moyenne le volume d'un œuf ; ce kyste est libre de toute adhérence, dépourvu de pédicule, assez éloigné de l'ovaire pour qu'on ne puisse supposer qu'il s'est développé aux dépens de cet organe ; il ne tient qu'à la trompe qui lui sert de pédicule. Le revêtement du kyste est régulier et lisse ; ses parois sont plus épaisses à mesure qu'on se rapproche du pavillon ; le kyste contient du pus.

Après ouverture du kyste, on constate que le pavillon a pénétré intact en dedans et que les franges flottent dans le pus ; ces franges sont un peu épaisses, enflammées, mais non recroquevillées, sans adhérences, s'épanouissant dans le kyste.

Les auteurs ont beaucoup discuté sur la pathogénie d'une pareille disposition. Après avoir repoussé l'hypothèse d'une formation de paraophoron, d'un kyste dermoïde, d'une formation embryogénique, ils finissent tous par supposer que ce kyste est le résultat d'une pelvi-péritonite localisée autour du pavillon de la trompe. Des adhérences péritonéales se seraient formées, alors que le pus de la salpingite commençait à couler par le pavillon ; ces adhérences auraient englobé celui-ci et auraient ainsi constitué une petite cavité close ; la quantité de pus augmentant, la cavité aurait augmenté, les parois se seraient distendues ; les adhérences extérieures se seraient peu à peu détruites et le kyste aurait fini par se trouver libre autour du pavillon.

Quant à la situation du pavillon libre dans la cavité qui l'enveloppe, elle ne doit pas nous étonner et nous devons la rapprocher de la situation des pavillons flottant librement dans la cavité d'un petit kyste purulent de l'ovaire ; nous

---

(1) Rosthorn. *Thèse de Billroth.* Stuttgart, 1891.

(2) Desguin. Collection purulente tubo-péritonéale. *Bulletin de la Soc. belge de gyn. et d'obst.*, 1892, t. III, p. 98.

(3) Zedel. Ueber Cystenbildung am Ostium abdominale der tube. *Zeitsch. für Geb. und Gyn.*, 1894, Bd. XXVIII, Hft. 2, p. 282.

avons admis dans ce dernier cas que le pavillon adhérait à la paroi du kyste alors que les franges commençaient à se recroqueviller ; elles s'étaient ensuite ouvertes comme les pétales d'une fleur, une fois les adhérences formées et le kyste ouvert.

Notons que dans l'observation de Zedel la salpingite lui a paru de nature blennorrhagique, quoiqu'il n'ait pas trouvé de gonocoques. Desguin a trouvé des gonocoques dans l'intérieur de la trompe et du kyste (1).

Nous venons dans ce chapitre de passer en revue les divers modes de terminaison et d'oblitération du pavillon ; mais nous avons laissé de côté toutes les adhérences que ce pavillon peut contracter avec les organes voisins ; nous étudierons cette question dans le prochain chapitre.

Remarquons cependant, dès à présent, que les adhérences avec les organes intéressent rarement le pavillon lui-même. Avant qu'elles ne s'établissent, les franges ont déjà contracté les adhérences avec elles-mêmes ou avec l'ovaire.

Nous avons cependant vu, dans un cas, un pavillon faisant suite à une trompe coudée s'aboucher contre la paroi utérine.

Nous l'avons encore vu abouché contre une anse d'intestin comme il l'eût été sur l'ovaire ; l'anse d'intestin fixée, formait en ce point un angle très aigu. Dans la petite cavité formée entre le pavillon et l'intestin se trouvait du pus contenant du bactérium coli.

III. — ADHÉRENCES DES SALPINGO-OVARITES AVEC LES ORGANES VOISINS

Nous venons de voir quelles adhérences pouvaient présenter entre eux la trompe et l'ovaire ; nous allons étudier rapidement celles qu'ils peuvent contracter avec les organes voisins, en nous arrêtant seulement sur les dispositions qui

---

(1) Dernièrement, M. HARTMANN (*Soc. anat.*, mars 1895) et nous ensuite, REYMOND (*Id.*, juin 1895), avons publié des observations qui expliquent la formation de ces poches purulentes enveloppant le pavillon.

n'ont pas encore été étudiées ou sur celles qui peuvent présenter un intérêt bactériologique.

Au cours d'une laparotomie, il est fréquent, après avoir ouvert l'abdomen, de trouver l'épiploon fixé en bas, adhérent aux annexes : il faut rompre ces adhérences pour libérer l'épiploon et le rejeter en haut.

Au niveau des adhérences, le bord inférieur de cet épiploon a subi des modifications plus ou moins accentuées; parfois l'épiploon est seulement un peu rouge à ce niveau et a perdu sa souplesse; mais parfois aussi l'épiploon adhérent est transformé en une épaisse masse d'un rouge sombre, d'une consistance dure; de nombreuses relations vasculaires se sont établies avec les annexes, et la masse épiploïque saigne largement, alors qu'on l'a détachée.

Les coupes histologiques faites à ce niveau donnent des renseignements différents suivant les cas : si le processus inflammatoire est peu avancé ou qu'on fasse les coupes sur la limite de l'induration, on constate seulement que les vaisseaux sont plus dilatés qu'à l'état normal, les travées qui séparent les lobules de graisse sont épaissies et contiennent un grand nombre de leucocytes (fig. 12).

Si le processus pathologique est plus accentué ou que les coupes soient faites en se rapprochant du centre de la masse indurée, l'on voit la disposition précédente s'exagérer; les travées séparant les lobules de graisse sont de plus en plus encombrées de leucocytes; enfin, par places l'on voit des groupes de cellules graisseuses envahies par des cellules inflammatoires ; si la lésion est de vieille date, ces groupes de cellules remplacent les lobules graisseux, s'organisent à leur tour et fournissent du tissu de cicatrice.

Les vaisseaux sont toujours profondément modifiés dans ces épiploïtes ; dans la pièce qui a fourni la fig. 12, un grand nombre d'entre eux étaient thrombosés et de nombreuses hémorrhagies interstitielles s'étaient produites.

Tels sont les principaux caractères des adhérences avec l'épiploon, celles qui se forment avec le tube digestif sont bien plus complexes ; elles peuvent se présenter au niveau de l'anse oméga pour les annexes gauches, du cæcum et de l'appendice pour les annexes droites, au niveau du rectum et de l'intestin grêle pour les deux côtés.

Quand les adhérences sont anciennes, il paraît se faire une

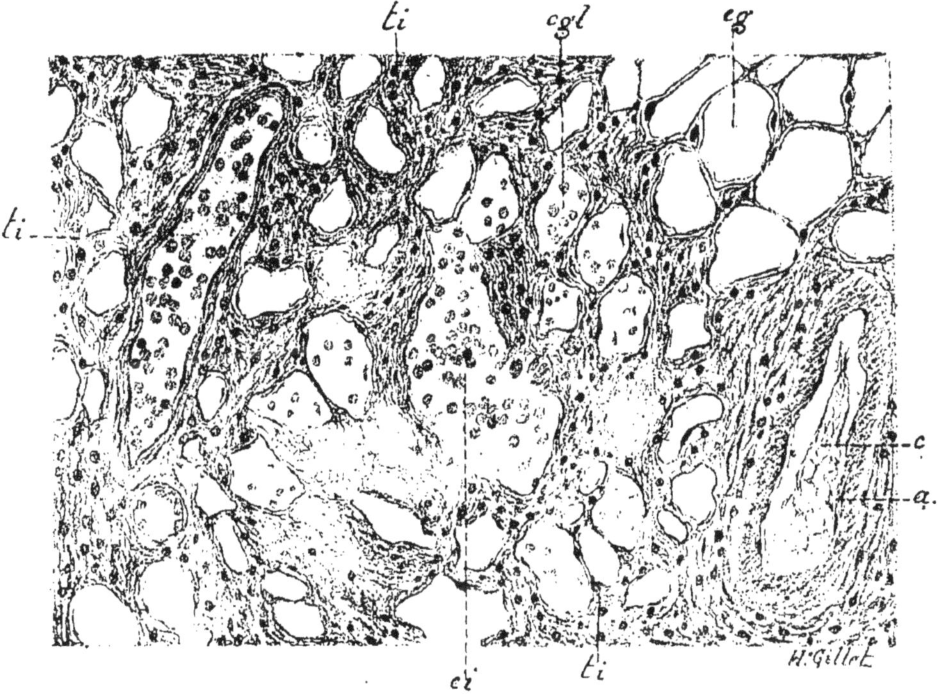

FIG. 12. — *Épiploïte.* Coupe faite dans une masse d'épiploon induré, adhérent à une salpingo-ovarite à pédicule tordu.

c.g., cellules graisseuses normales ; *c.g.l.*, cellules graisseuses envahies par des leucocytes ; *c.i.*, cavité laissée par la disparition de plusieurs cellules graisseuses envahies par des leucocytes ; *t.i.*, tissu conjonctif séparant les cellules graisseuses, devenu épais et infiltré de leucocytes ; *a.*, artériole coupée en biais ; *c.*, caillot de thrombose de l'artériole.

sorte de résorption des couches successives de l'intestin ; la salpingite se comporte comme un abcès situé contre le tube digestif et tendant à s'y ouvrir ; mais il se produit alors ce phénomène intéressant : avant que la collection salpingienne se soit frayé un chemin dans le rectum, des micro-organismes venus de celui-ci ont pu traverser en sens inverse les parois qui subsistent et infecter la trompe secondairement.

Ce phénomène ne nous a jamais apparu plus nettement que dans une observation dont nous ne faisons que retracer les principaux traits ; les annexes sont des deux côtés infectées par le streptocoque : celui-ci est à l'état de pureté d'un seul côté ; du côté opposé, la trompe a son pavillon abouché contre une anse d'intestin grêle en forme d'éperon ; sous ce pavillon se trouve une collection purulente, qui a d'autre part pour limite la paroi intestinale privée de sa séreuse et d'une partie de sa tunique musculeuse. Or, dans cette collection purulente, on trouve non seulement du streptocoque, mais encore du bactérium coli, qui vraisemblablement vient de l'intestin à travers ce qui subsiste de la paroi intestinale.

Lorsque la résorption du tissu est complète, une communication s'établit entre la salpingite et l'intestin : c'est là une complication qui peut en clinique passer inaperçue, mais qui en réalité est très fréquente. Dans une série de cinquante-neuf laparotomies pour salpingites suppurées, MM. Terrier et Hartmann (1) trouvent huit cas de perforation intestinale antérieure à l'opération.

Les adhérences avec le tube digestif les plus fréquentes sont celles qui se constituent avec le rectum et l'anse oméga. Bland Sutton insiste sur l'amélioration qui se produit en ce cas au moment de l'ouverture de cette salpingite. Cette ouverture peut, du reste, passer inaperçue ; aussi est-il difficile d'en préciser la fréquence. Nous avons, l'année dernière, dans le service de notre maître le Dr Guyot, ouvert par le cul-de-sac vaginal postérieur une salpingite que nous avons trouvée communiquant avec le rectum et contenant des matières fécales, sans que la communication ait été diagnostiquée avant l'opération : à la suite de celle-ci s'établit une large fistule recto-

(1) Terrier et Hartmann. *Annales de gynécologie et d'obstétrique*, mai 1893

vaginale qui alla en diminuant; aujourd'hui, la malade, que nous avons revue dernièrement, se porte bien.

Les adhérences des annexes droites avec le cæcum et l'appendice sont moins fréquentes, mais plus intéressantes que celles du côté gauche avec l'anse oméga ; d'une part, en ce qu'elles présentent parfois des symptômes spéciaux pouvant faire errer le diagnostic et croire à une typhlite primitive; d'autre part, en ce qu'elles affectent au cours de la laparotomie un aspect spécial qu'il est bon de connaître ; il est arrivé en effet d'enlever pendant l'opération l'appendice cæcal sans avoir reconnu tout d'abord de quel organe il s'agissait.

La région cæcale subit, en effet, de profondes modifications se rapprochant beaucoup de celles que provoque l'appendicite; des adhérences s'établissent non seulement entre le cæcum et les annexes, mais entre le cæcum et d'autres organes, l'intestin grêle par exemple; entre ces adhérences, de petites collections purulentes peuvent se former et l'appendice cæcal se trouve souvent enveloppé par des tissus de nouvelle formation. Wylie (1) compte déjà cinq cas où il a été obligé de réséquer l'appendice.

Telles sont les principales adhérences que les salpingo-ovarites puissent contracter avec le tube digestif; avec l'appareil urinaire, elles sont moins fréquentes.

Avec l'uretère, ces adhérences peuvent être considérées comme une rareté ; Wylie en cite un cas (2).

Les adhérences avec la vessie sont plus intéressantes, mais nous ne ferons que les signaler, ayant déjà étudié autrefois cette question (3).

La collection purulente adhérente à la vessie se comporte à peu près comme vis-à-vis du rectum ; elle tend à s'ouvrir

---

(1) Wylie. *The Americ. Journal of obstetrics*, XXIV, mars 1891, n° 3.

(2) Wylie. *The Americ. Journal of obstetrics*, 1892.

(3) Reymond. *Annales des maladies des org. génit.-urin.*, avril et mai 1893.

dans la vessie dont les parois vont en s'amincissant; une fistule salpingo-vésicale peut s'établir ; une cystite s'ensuit immédiatement, au dire de la plupart des auteurs ; c'est là une erreur, croyons-nous ; nous n'avons jamais vu, pour notre part, le pus d'une salpingite, s'écoulant dans la vessie, *suffire* à provoquer une inflammation de la muqueuse vésicale.

Pour que cette inflammation se produise, il faut d'une part que l'agent infectieux soit au contact de la muqueuse et que, d'autre part, celle-ci soit en état de réceptivité (rétention vésicale, congestion, traumatisme); si ces dernières conditions font défaut la cystite ne se produit pas.

Pendant six mois nous avons suivi cliniquement et étudié bien des fois à l'endoscope une fistule salpingo-vésicale dans le service de M. le professeur Guyon : le pus qui sortait de l'orifice était septique, la muqueuse vésicale était saine.

Cette femme avait cependant présenté de la cystite à une certaine période ; c'est au moment où la salpingite n'était pas encore ouverte dans la vessie, pendant que les adhérences s'établissaient et que la vessie était par elle-même assez congestionnée pour offrir un terrain de culture aux micro-organismes qui y pénétraient.

A partir du moment où le travail d'adhérence est terminé, où l'état congestif de la vessie cesse, le pus qui y pénètre ne détermine plus d'inflammation de la muqueuse parce que celle-ci se trouve capable de résister.

Cette absence de cystite n'est nullement due, comme on pourrait le croire, à la diminution de virulence du pus venu de la salpingite : il détermine sur les animaux les mêmes phénomènes d'infection.

D'ailleurs, une disposition bien plus frappante est celle où la salpingite communique d'une part avec le rectum, d'autre part avec la vessie ; nous avons pu étudier deux cas semblables, l'un dans le service de M. le professeur Guyon, l'autre dans celui de M. le professeur Terrier : dans les deux cas les orifices étaient assez grands pour que les matières fécales pussent traverser la trompe et arriver assez abondamment dans la vessie ; nous avons pu suivre attentivement l'histoire clinique d'une de ces malades et nous assurer que cette présence continuelle de matières fécales dans la vessie ne détermine pas de cystites.

Il est bien certain que ce que nous disons là, ne peut s'étendre aux cas où les matières fécales joueraient un rôle mécanique d'obstruction, détermineraient de la rétention et placeraient ainsi la vessie dans un état de réceptivité.

La rétention, telle est en effet la grande cause de réceptivité de la vessie ; l'urine qui ne s'accumule pas n'a pas le temps de cultiver ; nous avons déjà eu l'occasion d'insister sur ce fait : lorsque se produit une large fistule vésico-vaginale, la vessie a beau être en communication directe avec un foyer septique, la muqueuse reste saine.

IV. — Des diverses formes de salpingites

a) *Formes classiques.*

Dans la suite de ce travail nous voulons étudier chacun des éléments des trompes, voir comment se comportent les micro-organismes dans leur épaisseur, suivre les modifications que subissent ces éléments sous diverses influences.

Si actuellement nous passons en revue les différentes formes macroscopiques que peuvent revêtir les salpingites, c'est surtout pour pouvoir ensuite constater que chacun de ces aspects macroscopiques ne correspond généralement pas à une modification histologique spéciale des tissus, ni à une forme particulière d'infection et partant, que la classification habituelle des salpingites tout en rendant cliniquement de grands services ne repose pas plus sur les étapes successives de l'affection que sur les formes différentes de l'infection.

Orthmann (1) divisait les salpingites en catarrhales, purulentes, hématosalpinx, hydrosalpinx, et pyosalpinx.

M. le professeur Cornil (2) a modifié cette classification en décrivant successivement l'hydrosalpinx, la salpingite catarrhale végétante, le pyosalpinx, l'hématosalpinx, la salpingite tuberculeuse.

M. Pozzi (3), se plaçant au point de vue clinique et anatomique à là fois, pense qu'il est utile de faire deux classes de salpingites suivant qu'elles aboutissent ou non à la formation d'une tumeur enkystée. D'autre part, il considère les lésions de l'ovaire comme le plus souvent solidaires de celles de la trompe; il pense cependant qu'en se plaçant au point de vue purement histologique, on peut accepter la classification établie par M. Paul Petit (4); celui-ci divise d'abord les ovarites en non kystiques et kystiques; ces dernières sont à leur tour divisées en ovarites à kystes séreux, sanguins, purulents, kystes par ectasie lymphatique.

Faisons remarquer de suite que le tableau de M. Paul Petit, trop considérable pour pouvoir être reproduit ici, représente une intéressante nomenclature des lésions histologiques que peut présenter l'ovaire, mais nullement une classification des différentes formes d'ovarites; nous avons déjà vu que tel ovaire présentant un kyste purulent, possède le plus souvent en même temps plusieurs kystes séreux, il n'est pas rare qu'un kyste sanguin y soit mêlé; et en même temps le même ovaire aura nombre de lésions parenchymateuses qui d'après la classification de M. Paul Petit devraient faire ranger l'ovaire dans les ovarites non kystiques.

Ce qui est vrai pour l'ovaire l'est aussi pour la trompe; d'une part, il n'y a pas de limites bien nettes entre les différentes formes de salpingites admises et, d'autre part, on

---

(1) ORTHMANN. *Loc. cit.*

(2) CORNIL. *Leçons sur l'anat. path. des métrites et salpingites*, 1889, p. 105.

(3) POZZI. *Traité de gynécologie*, 1892, p. 613.

(4) PAUL PETIT. *Nouv. Arch. d'Obst. et de Gyn.*, nov. 1888.

range dans la même forme des états de la trompe essentiellement différents.

Si nous considérons par exemple la classification d'Orthmann, nous trouvons dans le premier groupe des formes aussi différentes que possible ; sous le nom de salpingite catarrhale, l'auteur réunit l'endosalpingite dont la muqueuse seule est atteinte et la salpingite folliculaire dont les tissus sont si profondément modifiés que les culs-de-sac glandulaires enveloppés dans du tissu de nouvelle formation se trouvent dispersés dans l'épaisseur des trompes.

La seule raison pour permettre d'accoupler deux formes de salpingites non kystiques aussi dissemblables est l'absence de pus dans les deux ; seulement dans la première il n'y en a pas encore ou il n'y en aura jamais ; dans la seconde il n'y en a plus.

Ce que nous disons pour cette forme, nous pourrions le répéter pour les autres. L'hydrosalpinx, par exemple, présente des lésions sur la différence desquelles insiste beaucoup M. le professeur Cornil ; les parois en sont parfois presque saines ; parfois elles sont si profondément modifiées qu'on a peine à en retrouver les limites. Or M. Cornil considère que cette hydropisie de la trompe est due simplement à une sécrétion de la muqueuse, les deux orifices de la trompe étant oblitérés. Pour M. Pozzi, cet hydrosalpinx est toujours consécutif à un pyosalpinx ; c'est assurément un cas bien fréquent, mais il n'est pas invraisemblable que l'hydrosalpinx puisse se constituer d'emblée comme l'indiquent Orthmann et Cornil. Dès lors, on s'expliquerait plus facilement les deux formes si dissemblables de la lésion ; quoi qu'il en soit, et c'est le point qui nous intéresse, on décrit sous le nom d'hydrosalpinx des salpingites dont les tissus ont des lésions absolument distinctes, correspondant à une période différente de la maladie et ne présentant de commun que d'être distendu par un liquide non purulent.

Si la même forme de salpingite comprend des salpingites d'âges différents, la même salpingite d'autre part peut prendre successivement les formes les plus diverses. Considérons par exemple que sous l'influence de certaines conditions d'infection et de réceptivité une trompe s'enflamme : une salpingite catarrhale survient ; elle ne tarde pas à devenir salpingite purulente ; mais si elle tend à la guérison, elle redevient catarrhale et peut rester telle bien plus longtemps que dans le premier cas. Si les orifices se ferment, voici constitué un pyosalpinx qui à la longue pourra se transformer en hydrosalpinx.

b) *Formes rares de salpingites.*

Nous insisterons davantage sur quelques formes rares de salpingite restant à décrire, d'abord parce qu'elles sont peu connues en France, ensuite parce que chacune d'elles est due à l'importance que prend un des tissus de la trompe muqueuse ou musculeuse aux dépens de l'autre : c'est donc un acheminement à l'étude histologique elle-même.

La *salpingitis productiva vegetans* étudiée dans un travail spécial de Savinoff (1) de Moscou est celle que M. Cornil a décrite sous le nom de *salpingite catarrhale végétante.* C'est là une salpingite parenchymateuse dans laquelle telle portion du parenchyme a pris une importance prépondérante par rapport aux autres ; nous insisterons sur cette disposition à propos de l'étude de chaque élément ; il nous reste à parler de deux formes encore peu connues : la *salpingite papillomateuse* et la *salpingite noduleuse.*

C'est le 3 novembre 1886 qu'à la Société obstétricale de Londres les docteurs Alban Doran et Routh eurent, à propos d'observations personnelles de *salpingite papillomateuse*, une discussion d'où il résultait que cette salpingite constituerait une forme spéciale due à un agent infectieux spécial.

D'après Alban Doran (2), les papillomes envahissaient les

(1) SAVINOFF. *Arch. für Gynæk.*, 1889, vol. XXXIV, p. 239.

(2) ALBAN DORAN. *Trans. Path. Soc.*, vol. XXXI.

trompes comme le fait la blennorrhagie, la contagion se faisant par le contact direct comme pour les verrues.

Ces papillomes donnent une sécrétion très variable, suivant le siège qu'ils occupent. A la vulve et dans le vagin ils donnent lieu à un écoulement fétide ; dans l'utérus, à des pertes de sang quelquefois abondantes. Dans les trompes, ils peuvent être la cause d'une irritation assez violente pour déterminer une oblitération du pavillon et prévenir l'extension au péritoine.

Mais si les adhérences au pavillon ne se produisent pas, si celui-ci reste perméable, alors il s'écoule dans le péritoine un liquide séreux, peu irritant, pouvant quelquefois déterminer une ascite peu abondante, mais ne produisant pas d'adhérences : des papillomes du péritoine et des ovaires peuvent alors se produire.

Disons de suite qu'il ne nous a jamais été donné d'observer une salpingite appartenant à la forme décrite par Doran ; en revanche, nous avons souvent examiné des trompes correspondant aux deux formes qui nous restent à étudier : les salpingites *folliculaires* et les salpingites *noduleuses*, que nous tenons à rapprocher, voire même à confondre en partie.

Les follicules de la trompe sont connus et décrits en France, et, si l'on n'a pas cru devoir en faire une forme spéciale de salpingite, on a constaté du moins dans quelle région se développaient ces follicules. On a vu que l'accolement de certaines franges et l'isolement des culs-de-sac glandulaires donnaient naissance à des cavités closes d'abord situées dans la muqueuse, puis ensuite dans la couche musculaire de l'organe.

En revanche, la forme noduleuse est très mal connue en France.

Simpson a décrit un myôme salpingien, mais la description et le dessin de la pièce sont peu concluants.

Spaeth décrit un myôme de la trompe ayant 4 centim. d'épaisseur.

Bland Sutton (1) consacre un petit chapitre à un myôme de la trompe qu'il place parmi les tumeurs de celle-ci, en dehors de la salpingite : il considère du reste cette tumeur comme rare et sans grand intérêt. Toutefois, il pense que chaque fois qu'une salpingite se développe auprès d'un utérus fibromateux, cette salpingite a une épaisse paroi musculaire; mais il croit qu'il ne faut pas confondre cette hypertrophie avec un myôme. L'auteur ne paraît pas avoir eu connaissance des nombreux travaux parus sur la question en Allemagne.

Rokitansky, Förster, Mœckel, Klebs, ont signalé depuis longtemps sur le parcours des trompes de petites masses que ces auteurs considéraient comme des myômes, et nous verrons qu'ils n'étaient pas éloignés de la vérité, quoiqu'on ait voulu, depuis, démontrer que ces tumeurs étaient d'une autre nature.

Kugelmann dit avoir souvent vu une petite tumeur près de l'extrémité interne de la trompe, dans l'épaisseur des parois; mais il a été frappé surtout par la petite collection de liquide que présentait le plus souvent ce noyau interstitiel ; aussi ne pense-t-il pas qu'il s'agisse d'un myôme, mais d'un exsudat de paramétrite.

Nous allons montrer quel rapport étroit existe entre les noyaux pleins des premiers auteurs et les noyaux creux décrits par Kugelmann ; en revanche, c'est une erreur, croyons-nous, que d'établir, comme on a tenté de le faire en Allemagne, une similitude entre la forme dont nous nous occupons et les indurations que Hegar a décrites dans cette région, à propos de la tuberculose génitale. Les indurations de Hegar contenaient une matière caséeuse et paraissaient être elles-mêmes de nature tuberculeuse.

Orthmann et Werth ont parlé, eux aussi, des noyaux durs qu'on trouve à l'isthme de la trompe. Martin a bien vu le rapprochement qui pouvait exister entre les indurations des

---

(1) Bland Sutton. *Surgical diseases of the ovaries and Fallopian tubes.*

parois de la trompe et les invaginations que présente la muqueuse à ce niveau, invaginations qui pénètrent profondément jusque dans la couche musculeuse et peuvent s'y isoler ; il donne à cette forme le nom de salpingite folliculaire.

Chiari la décrivit avec soin, publia sept cas personnels et fit remarquer que l'on ne trouvait cette forme que chez les femmes en âge d'avoir des enfants.

Schauta (1) en donne une très bonne description ; il insiste d'une part sur la prolifération musculaire, d'autre part sur les petits kystes formés par invagination et étranglement de la muqueuse ; mais c'est à ces derniers qu'il donna la plus grande importance, considérant que ces tumeurs étaient d'origine inflammatoire, que l'inflammation avait la muqueuse comme point de départ, que l'épaississement musculaire était dû, non à la formation des myômes véritables, mais à une hyperplasie et à une hypertrophie des fibres musculaires : pour lui, ces nodosités se développent en ce point de la trompe, parce que c'est à ce niveau que la lumière est le plus étroite.

Schauta pense que cette forme de salpingite a des symptômes spéciaux : des douleurs violentes et paroxystiques représenteraient le signe fonctionnel le plus important ; le toucher permettrait de reconnaître la tumeur noduleuse dans le cul-de-sac latéral près de l'utérus. Le travail de Schauta est suivi de dix-huit observations personnelles où l'auteur a pu étudier cliniquement et anatomiquement cette forme.

Nous avons eu l'occasion de voir, il y a peu de temps, M. Pilliet (2) présenter à la Société d'anatomie, une trompe droite offrant, à sa partie moyenne, un petit fibrome du volume d'une aveline. Histologiquement, la tumeur n'était constituée que par des fibres musculaires et des fibres con-

---

(1) SCHAUTA. *Archiv. für Gyn.*, 1888, Bd. 33, H. 1, p. 27.

(2) A. H. PILLIET. Fibro-myôme de la trompe utérine. *Bull. Société anatomique*, juillet 1894, p. 554.

jonctives; mais à propos, M. Pilliet rappelle qu'il a déjà vu une salpingite double dans laquelle le trajet intra-utérin des trompes était flanqué de nodosités de la grosseur d'une noisette semblables à des fibromes utérins, mais contenant des culs-de-sac glandulaires dilatés.

En résumé, la forme qui nous occupe a deux caractères principaux : 1° nodosités fournies aux dépens de la couche musculaire; 2° culs-de-sac de la muqueuse isolés dans cette masse musculaire. Quand les auteurs ont trouvé le premier

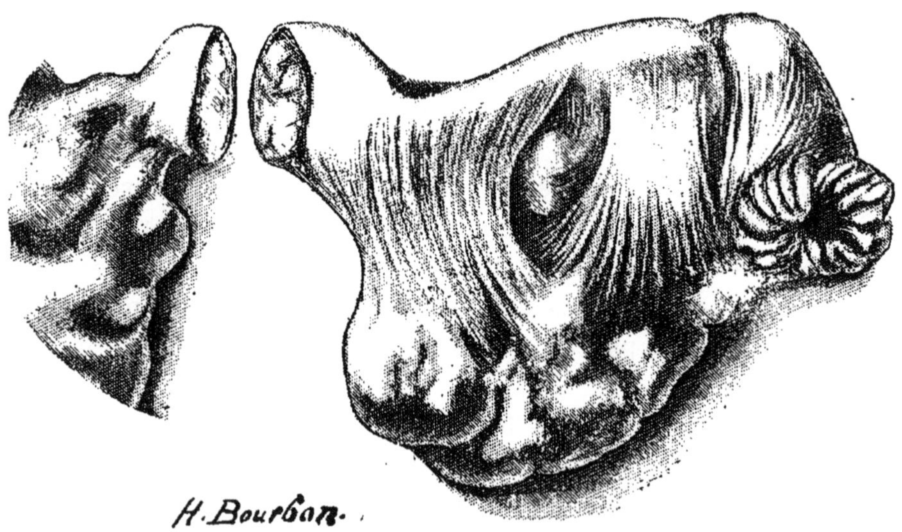

FIG. 13. — Salpingite nodulaire.

caractère prédominant, ils ont décrit une forme noduleuse ; quand ils ont été frappés surtout par le second, ils ont décrit la forme folliculaire; mais, comme nous allons le voir, il est indispensable de rapprocher les deux caractères qui dépendent l'un de l'autre : il est utile aussi de montrer que cette forme n'est pas une variété bien définie, mais l'exagération d'une disposition banale des tissus dans les salpingites.

L'observation ayant fourni la fig. 13 offre le type le plus parfait que nous ayons jamais rencontré de la salpingite nodulo-folliculaire. Chez cette malade, on trouve du côté gauche des annexes rouges, enflammées, adhérentes à l'intestin et à l'épiploon, quoique souples en tous points. La trompe droite a les mêmes caractères dans ses deux tiers externes ; mais au niveau du tiers interne se trouve un noyau ferme, distendant le péritoine, de couleur pâle, du volume d'une cerise, bien séparé en dedans de la corne utérine par un profond sillon.

Une coupe histologique faite dans cette petite tumeur donne l'aspect que reproduit la fig. 14, la lumière est si étroite qu'on hésite tout d'abord à la reconnaître ; toutefois, ayant fait des coupes en séries sur toute la longueur de la masse noduleuse, on voit que cette lumière se continue et n'est nulle part obturée ; mais dans la figure ci-jointe on peut constater que son diamètre est vingt fois moins considérable que celui du kyste *g k*, par exemple.

Immédiatement en dehors de la muqueuse, commence la couche musculaire, ou pour mieux dire le tissu du myôme. Ce myôme n'est pas distribué régulièrement autour de la lumière ; il se trouve en grande partie latéralement situé par rapport à celle-ci.

Les faisceaux musculaires ayant abandonné toute disposition normale, se croisent en tous sens ; c'est à peine si l'on peut reconnaître que les faisceaux longitudinaux sont plus nombreux à la périphérie, les faisceaux transversaux plus nombreux au centre ; ils sont tous séparés par d'épaisses bandes de tissu conjonctif (*t c*).

Toute la préparation est semée de kystes ayant des formes et des dimensions variables (*k* et *g k*).

On ne les trouve pas seulement dans la muqueuse, on les trouve surtout au milieu des couches musculaires où ils acquièrent leurs plus grandes dimensions ; plusieurs d'entre eux se développent jusque sous le péritoine. Ces kystes sont revêtus d'un épithélium cylindrique ou cubique.

La petite tumeur est très pauvre en vaisseaux ; les artères y sont petites et rares : autour d'elles on trouve souvent une couronne de faisceaux musculaires dont les fibres coupées transversalement accompagnent l'artère.

Le nom de *myo-kystique* conviendrait au cas que nous venons d'étudier ; mais dans telle autre observation, nous

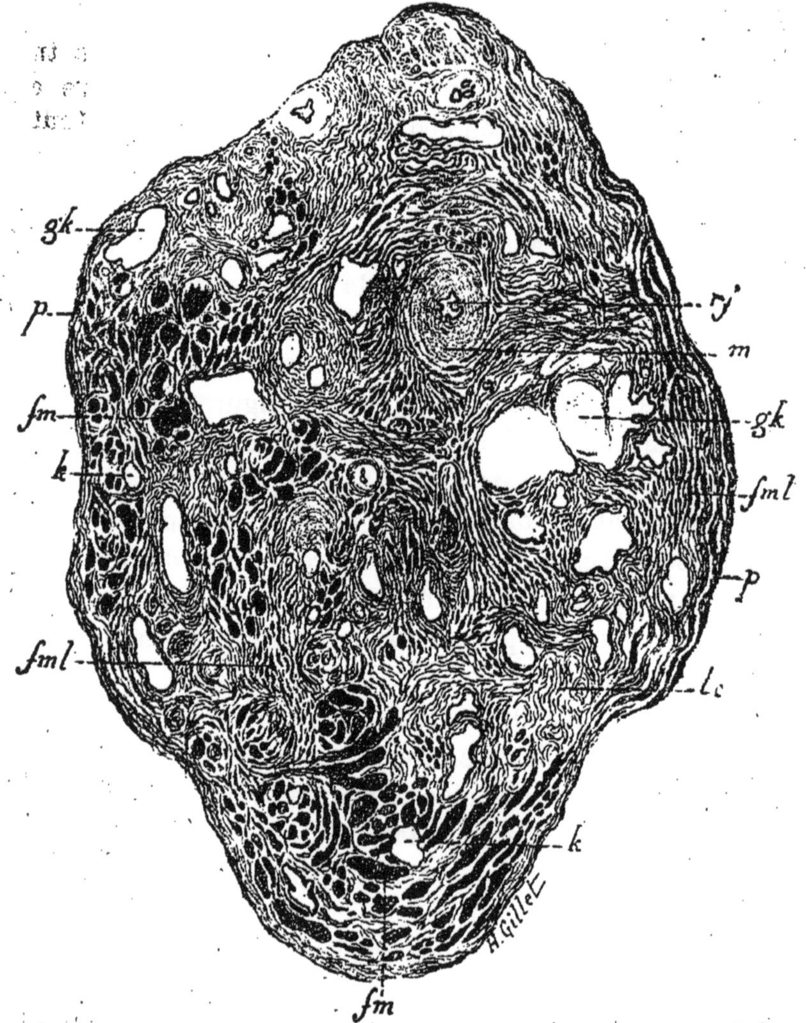

Fig. 14. — Salpingite *nodulo-folliculaire*. Coupe faite dans le myôme de la trompe droite.

rf., restes des franges ; *m.*, muqueuse épaisse ; *f.m.*, fibres musculaires se croisant en tous sens ; *t.c.*, tissu conjonctif ; *p.*, péritoine ; *k.*, kyste épithélial ; *g.k.*, grand kyste : le diamètre de ce kyste épithélial est devenu vingt fois plus considérable que celui de la lumière actuelle de la trompe.

trouvons le tissu musculaire remplacé par du tissu fibreux, et la tumeur mal limitée n'est qu'une induration diffuse d'une région de la trompe, la disposition des kystes restant sensiblement la même.

Ainsi donc, il s'agit tantôt de tissu fibreux, tantôt de tissu musculaire; celui-ci, peut, d'autre part, présenter des fibres musculaires se croisant en tous sens, ou ayant gardé à peu près leurs directions. La distribution du kyste nous fournira-t-elle un caractère plus constant? Non, car si les kystes peuvent être dispersés dans la musculeuse, ils peuvent, d'autre part, ne s'y trouver qu'en petit nombre, ils peuvent même rester localisés à la muqueuse.

Tel est le cas de l'observation ayant fourni la fig. 15 : les parois de la trompe sont d'une épaisseur considérable; la couche musculaire est par places remplacée par du tissu fibreux; les vaisseaux ont des parois épaisses et une lumière étroite. La muqueuse ne possédant plus de franges se présente sous l'aspect d'une couche fibreuse parsemée de kystes qu'on ne retrouve pas dans les autres tuniques. Ces kystes, d'autant plus profondément situés qu'ils sont formés depuis plus longtemps, présentent un aspect variable suivant leur âge.

Le kyste 1 est sous-épithélial; il est revêtu d'une couche régulière de cellules cylindriques (*e k*); dans l'intérieur du kyste se trouve une couronne de cellules ayant déjà desquamé (*e d*); plus au centre du kyste, d'autres cellules desquamées depuis plus longtemps ont perdu leurs formes et sont devenues globuleuses.

Le kyste 2 est plus profondément situé et sa formation remonte par conséquent à une époque antérieure; les cellules de revêtement ne sont plus cylindriques mais cubiques. Les cellules tombées dans l'intérieur du kyste conservent mal leurs formes; elles ne sont pour la plupart représentées que par des noyaux autour desquels s'est répandu le protoplasma cellulaire.

Enfin, dans le kyste 3, situé au point le plus profond de la muqueuse et empiétant même un peu sur la couche musculaire, on ne trouve plus qu'un revêtement de cellules plates; le kyste contient une masse amorphe colorée en jaune, rétractée en partie, mais dans laquelle se voient encore des

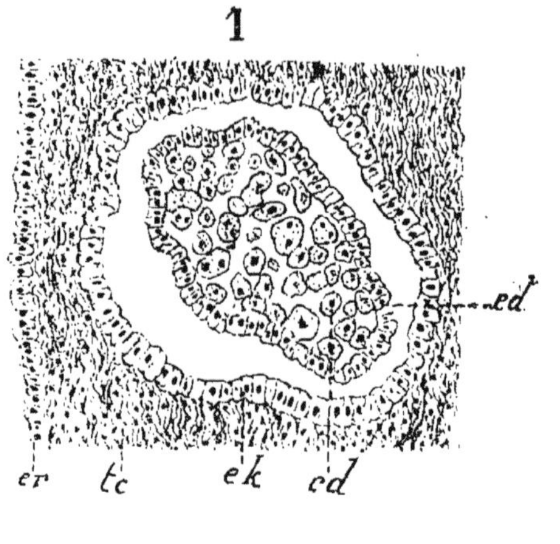

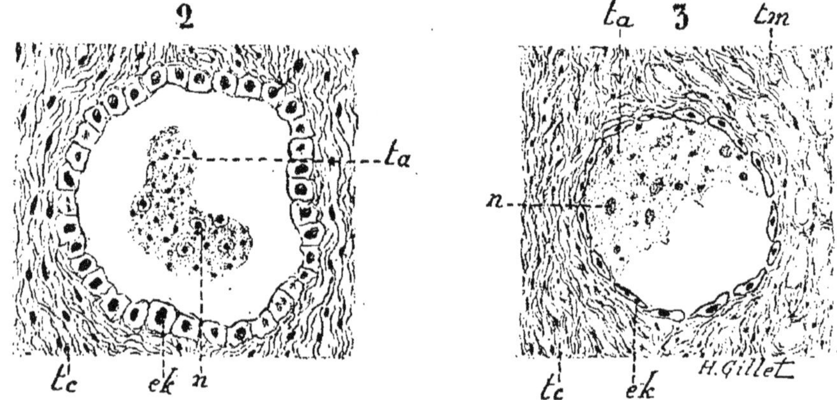

Fig. 15. — Salpingite folliculaire. Trois des follicules d'âges différents (observ. XXV).

1. *Follicule superficiel.* — *e.r.*, épithélium revêtant la lumière; *t.c.*, tissu conjonctif; *e.k.*, épithélium du kyste cylindrique; *e.d.*, épithélium desquamé en masse, se présente comme un anneau; *c.d.*, cellules desquamées depuis plus longtemps, ayant perdu leurs formes.

2. *Follicule de l'épaisseur de la muqueuse.* — *e.k.*, épithélium du kyste : cubique; *n.*, noyau d'une des cellules desquamées; *t.a.*, tissu devenu amorphe, reste de la desquamation épithéliale.

3. *Follicule s'engageant dans la musculeuse.* — *e.k*, épithélium du kyste : aplati; *n.*, reste d'un noyau d'une cellule desquamée; *t.a.*, tissu amorphe contenu dans le kyste; *t.m.*, tissu musculaire; *t.c.*, tissu conjonctif.

traces de noyaux cellulaires (*n*).

Ainsi donc, nous ne trouvons aucun caractère anatomique qui soit à lui seul caractéristique de la forme qui nous intéresse. Voyons du moins comment elle se constitue ; sa pathogénie nous fera mieux saisir comment elle dérive des autres formes de salpingites et pourquoi il n'existe pas entre elles des limites bien tranchées.

Schauta s'est demandé pourquoi les nodules se développaient de préférence à l'extrémité utérine de la trompe ; il pense que cela tient à l'étroitesse de la lumière à ce niveau ; la muqueuse comprimée pousse des prolongements dans la musculeuse ; celle-ci étrangle les prolongements, les isole et ainsi se trouvent constitués les kystes. Mais cette explication ne nous apprend rien sur les raisons faisant que telle salpingite devient noduleuse alors que telle autre ne l'est pas.

D'autre part, nous avons souvent été frappé par la concomitance des salpingites nodulo-kystiques et des fibromes utérins. La fig. 13 rappelle un de ces cas. Dans une autre observation les fibromes utérins étaient assez volumineux pour avoir été cliniquement diagnostiqués ; dans un troisième cas de salpingite nodulo-kystique nous avions trouvé non seulement des fibromes de l'utérus, mais un fibrome de l'ovaire.

Schauta avait déjà signalé que la forme noduleuse se produit de 20 à 45 ans : il avait cru remarquer que les nodules s'atténuaïent à partir de cet âge ; malheureusement, dans ses très courtes observations il ne signale pas la présence des fibromes utérins. Chiari avait, lui aussi, fait la même remarque que Schauta ; les femmes, dit-il, ayant des nodules salpingiens ont toutes l'âge où se développent les fibromes.

Une autre observation anatomique nous a frappé dans nos observations de nodules salpingiens, c'est celle qui a rapport à la distribution vasculaire. Dans les régions avoisinant les nodules les vaisseaux sont nombreux ; par places ils constituent la plus grande partie des tissus de la trompe séparant les espaces kystiques ; à mesure que l'on se rapproche du nodule, on voit les vaisseaux diminuer de nombre et d'importance et le tissu fibro-musculaire prendre leur place ; les artères revêtent des parois énormes, s'enveloppent de fibres musculaires en certains points et voient progressivement diminuer leur lumière.

En rapprochant ces divers éléments, voici, pensons-nous, comment doit être comprise la formation de la salpingite nodulo-folliculaire. Par accolement des franges, se forment des kystes au niveau de la muqueuse salpingienne. Les parois de ces kystes sont souvent très vasculaires ; ce tissu vasculaire a grande tendance à se transformer dans les couches externes de la muqueuse, au contact de la couche musculaire ; il peut faire place à du tissu fibreux, mais on peut aussi le voir se transformer en tissu musculaire, la tunique musculaire paraissant alors s'hypertrophier en empiétant sur la muqueuse. Il semble se faire une transformation analogue à celle que Klebs a décrite pour la constitution des myômes, les gros capillaires s'entourant d'abord de cellules rondes qui deviennent ultérieurement des cellules fusiformes. Les kystes inclus dans la paroi seront ainsi rejetés en dehors à mesure que le nouveau tissu musculaire se formera en dedans.

Ces transformations peuvent se faire en tous les points de la trompe d'une façon assez régulière et dès lors la salpingite continuera à mériter le nom de parenchymateuse.

Mais chez telle autre malade paraissant présenter une disposition spéciale au développement des fibromes, on peut voir cette production de fibres musculaires se faire considérable en un point seulement, créant ainsi un nodule myokystique ; que le tissu musculaire tende à se transformer en tissu fibreux, on aura une disposition fibro-kystique.

En résumé : la salpingite *folliculaire* et la salpingite *noduleuse* doivent être rapprochées ; cette salpingite *nodulo-folliculaire* peut être, suivant les cas, *myo-kystique* ou *fibro-kystique*.

CHAPITRE II

SALPINGITES BLENNORRHAGIQUES

I. — Distribution des gonocoques dans les tissus

Nos examens de salpingites blennorrhagiques ne nous ont jamais permis de découvrir de gonocoques ailleurs que dans le pus et à la surface de la muqueuse ; mais comme certains auteurs pensent en avoir vu dans les couches profondes, nous allons étudier successivement dans la salpingite blennorrhagique : 1° le pus, 2° la muqueuse, 3° la musculeuse, 4° le péritoine, 5° le tissu ovarien.

a) *Pus.*

Westermark (1) paraît avoir le premier reconnu de façon précise la présence du gonocoque dans le pus d'une trompe. Orthmann (2) en a publié une observation peu de temps après.

Depuis lors, les auteurs allemands ont bien souvent constaté la présence du gonocoque dans le pus des trompes. Witte (3) le trouve 7 fois sur 39 cas ; Zweifel (4), 8 fois sur 34 cas ; Döderlein, 8 fois ; Carsten (5), 1 fois sur 8 cas ;

---

(1) Westermark. *Centr. f. Gyn.*, 1886, n° 10, p. 157.

(2) Orthmann. *Berlin. klin. Woch.*, 1887, p. 236.

(3) Witte. *Centr. f. Gyn.*, 11 juin 1892.

(4) Zweifel. *Arch. f. Gyn.*, 1891, t. XXXIX, p. 371.

(5) Carsten. *Zeitschr. f. Geb.*, 1890, t. XXI, p. 214.

les cellules précédentes renfermer des gonocoques ; mais jamais nous n'avons pu en découvrir plus profondément. Même si l'on croit avec Wertheim que les gonocoques peuvent se trouver dans les tissus, on ne peut s'empêcher d'être frappé par la différence que présentent les leucocytes suivant qu'ils sont en dedans ou en dehors de la lumière épithéliale ; c'est à partir du moment où ils sont tombés dans la lumière qu'ils paraissent vraiment envahis par les gonocoques.

c) *Musculeuse.*

La couche musculaire est très congestionnée ; les vaisseaux sont nombreux et dilatés ; les lymphatiques sont distendus par les leucocytes appelés plus loin que la couche musculaire vers la surface libre de la muqueuse.

Les travaux de Wertheim (1), qui trouva des gonocoques dans cette couche musculaire, ont eu un grand retentissement en Allemagne, et par le fait, si ces recherches sont confirmées, il faut concevoir l'infection blennorrhagique de la trompe tout autrement que nous l'ont enseignée les travaux de Bumm (2).

Mais il est indispensable, pour se faire une idée de la question, de lire directement la publication de Wertheim. Si l'on s'en tient aux affirmations de ceux qui l'ont suivi, la question est d'une clarté absolue : Wertheim a vu les gonocoques sur toutes les coupes, dans toute l'épaisseur de la trompe ; les leucocytes en étaient remplis. En réalité, Wertheim s'exprime avec plus de réserve ; il dit cependant avoir vu des gonocoques dans la profondeur de la couche musculaire, mais il n'affirme pas que ce soit la règle.

Malgré la considération qui doit s'attacher au nom de cet auteur, on est un peu étonné, en lisant son ouvrage, de voir

(1) Wertheim. *Arch. f. Gyn.*, 1892, t. XLII, Heft. 1.

(2) Bumm. *Arch. f. Gyn.*, 1887, t. XXXI, p. 48, et *Centr. f. Gyn.*, 1889, p. 469.

quelle méthode de coloration a pu lui donner d'aussi beaux résultats. Voilà trois ans que ceux-ci sont publiés, et ils n'ont été, à notre connaissance, confirmés par personne. Nous avons, pour notre part, suivi la méthode de coloration qu'il indique, sans pouvoir aboutir au même résultat. En revanche, la méthode de Nicolle était un moyen mis à la portée de chacun de contrôler les recherches de Wertheim ; nous venons de voir qu'ils nous montrent une topographie des gonocoques tout à fait différente, et qui paraît bien correspondre avec les travaux de Bumm sur ce sujet.

d) *Péritoine.*

La péritonite localisée accompagnant la salpingite blennorrhagique ne peut être mise en doute : elle détermine la fermeture du pavillon, les adhérences de la trompe à l'ovaire, au péritoine voisin : c'est là un fait d'observation banale. La question délicate est de savoir comment survient cette péritonite. Est-elle consécutive à l'écoulement du pus par le pavillon ? Ou bien le péritoine est-il attaqué par sa face profonde à la suite d'une infiltration de gonocoques dans l'épaisseur des tissus de la trompe ?

Wertheim admet les deux hypothèses ; la seconde, disons-le de suite, nous paraît tout à fait inadmissible ; il faut, pour l'accepter, d'une part reconnaître que le gonocoque pénètre dans l'épaisseur des tissus jusque sous le péritoine, ce que Wertheim croit avoir constaté ; d'autre part, que ce péritoine se laisse infecter par sa face profonde et qu'une péritonite localisée à gonocoques se produit à ce niveau.

Or, si Wertheim a trouvé des gonocoques dans l'exsudat péritonéal avoisinant la trompe, il n'a jamais pu en découvrir dans le péritoine même, ce qu'il explique en disant que les pelvi-péritonites à gonocoques qu'on a l'occasion d'examiner ne sont pas de date assez récente.

Pour démontrer la possibilité de la péritonite gonococcique, Wertheim fait l'expérience suivante : Il prend une série de cobayes et avec tous les soins aseptiques voulus, il place dans leur péritoine une certaine quantité de culture pure de gonocoques ; il y joint gros comme un pois du milieu de culture sur lequel ils se sont développés ; d'autres cobayes n'ayant rien reçu dans le péritoine que du sang stérilisé, servent de contrôle : deux cobayes (un de chaque espèce) sont sacrifiés tous les jours à partir du lendemain ; au bout de vingt-quatre heures, Wertheim trouve sur les coupes un amas de leucocytes au niveau de l'inoculation : ces leucocytes contiennent des gonocoques qu'on retrouve dans le péritoine et même dans la couche musculaire ; l'inflammation augmente les jours suivants pour disparaître au cinquième jour ; on ne trouve plus alors trace de gonocoques.

L'auteur conclut que le cobaye est susceptible de présenter une péritonite localisée à gonocoques et qu'il doit en être de même chez l'homme.

Remarquons tout d'abord, que dans les expériences de Wertheim, on ne met pas seulement des gonocoques dans le péritoine, on met avec eux une certaine quantité du milieu de culture qui leur convient ; c'est aux dépens de cette substance qu'ils vont vivre, comme ils le faisaient avant *in vitro*, puisque la température de l'animal est à peu près celle qui leur convenait dans l'étuve.

La présence de leucocytes au point d'inoculation, leur trajet ensuite dans les couches profondes ne correspondent qu'à un travail de phagocytose, mais l'expérience de Wertheim ne démontre pas qu'un seul gonocoque se soit développé en dehors du milieu de culture qu'on lui a abandonné au moment de l'inoculation.

Sans nous attacher, pour notre part, à reprendre les expériences de Wertheim, qui paraissent irréprochables comme technique, nous avons cependant, à plusieurs reprises, placé dans le péritoine du cobaye le pus d'une salpingite dans laquelle nous avons trouvé des gonocoques : le résultat a toujours été le même : au point d'inoculation, nous avons trouvé une légère infiltration, comme celles que peuvent déterminer certains corps étrangers ; mais jamais nous n'avons trouvé de véritables péritonites même localisées.

Aussi, pensons-nous que cette pathogénie de l'inflammation du péritoine doit être laissée complètement de côté.

L'autre mode d'infection est bien suffisant pour expliquer la pelvi-péritonite blennorrhagique : par le pavillon encore ouvert, s'écoule dans le péritoine du pus contenant des gonocoques ; le péritoine va se comporter vis-à-vis du pus blennorrhagique au contact duquel il se trouve, non pas comme à l'égard d'un corps étranger inerte, mais comme à l'égard d'un microbe relativement inoffensif ; il ne s'en forme pas moins à ce niveau un exsudat qui pourra s'organiser et créer plus tard des adhérences très résistantes : Gerheim (1) compare ce processus à celui que détermine un acide sur le péritoine.

Les adhérences, les fausses membranes, les collections intra-péritonéales se trouvent presque toujours au voisinage du pavillon, ce qui s'explique très bien par l'écoulement du pus qui en sort et ne s'expliquerait pas du tout si le gonocoque atteignait le péritoine, en traversant la paroi de la trompe, sur tout le parcours de celle-ci.

e) *Ovaire.*

Si l'on admet, avec Luther (2), l'imprégnation par le gonocoque des tissus de toute la région péri-utérine, il faut penser comme cet auteur que l'ovaire est lui aussi infecté dans toute son épaisseur et que les abcès de l'ovaire sont dus à la présence du gonocoque dans les tissus. Malheureusement pour cette théorie, l'abcès de l'ovaire à gonocoques n'est pas encore démontré. Wertheim cite, il est vrai, un kyste purulent où l'on trouve des gonocoques ; nous ne savons si dans ce cas le kyste se trouvait en communication avec la trompe.

---

(1) GERHEIM. *Med. Gesellsch.* Wurzb., 1888, t. XXI, p. 270.

(2) LUTHER. *Samml. klin. Vorträge.* Leipzig, 1893, p. 789.

Krug (1) a publié une observation d'abcès de l'ovaire considéré par lui comme blennorrhagique, mais il n'est pas question d'examen bactériologique.

A part cette observation, et trois cas de Wertheim (2), les kystes purulents de l'ovaire qu'on a pu étudier, bactériologiquement, contenaient des micro-organismes autres que celui de Neisser : presque toujours il s'agissait de streptocoques.

Aussi voit-on avec surprise, Forster Scott (3), après avoir fait une distinction bien difficile à saisir entre l'ovarite parenchymateuse et l'ovarite interstitielle, déclarer sans hésitation que l'ovarite aiguë est toujours consécutive à une vaginite blennorrhagique.

Nous n'avons, pour notre part, jamais trouvé de gonocoques dans un abcès de l'ovaire, ni dans une coupe quelconque de cet organe ; nous n'avons même jamais vu de kyste de l'ovaire devenir purulent quand la salpingite était causée par le gonocoque à l'état de pureté.

Les lésions que nous avons trouvées du côté de l'ovaire sont les suivantes : sclérose de la périphérie pouvant s'expliquer par l'inflammation que détermine le pus en s'écoulant du pavillon, et formation de nombreux kystes folliculaires sous l'enveloppe scléreuse de l'ovaire.

II. — PATHOGÉNIE

Luther (4) considère que trois voies sont admissibles pour expliquer la présence du gonocoque dans la trompe :

1° Continuité de la muqueuse ;

2° Contiguïté à travers les tissus ;

3° Voies sanguines.

---

(1) KRUG. *The Americ. Journ. of obst.*, Septembre 1891, XXIV, p. 1448.

(2) WERTHEIM. *Arch. f. Gyn.*, 1892, t. XLII, p. 1.

(3) FORSTER SCOTT. *The Americ. Journ. of obst.*, juin 1894, p. 803.

(4) LUTHER. *Samml. klin. Vorträge*. Leipzig, 1893, p. 789.

L'infection par la voie sanguine lui paraît possible ; quant à l'infection par la voie lymphatique, il considère que ce doit être la plus fréquente ; Luther fait valoir de longues considérations pour expliquer cette préférence.

Ce que nous avons dit des tissus dans lesquels nous avons trouvé les gonocoques, nous dispense d'expliquer pourquoi nous pensons que la continuité de la muqueuse est à nos yeux la seule voie suivie par le gonocoque. Celui-ci va de la muqueuse utérine à la muqueuse des trompes, comme il va de l'urèthre à l'épididyme. Or, la muqueuse utérine est presque toujours atteinte au cours de la blennorrhagie. Steinschneider (1), chez 34 blennorrhagiques, a trouvé 34 fois des gonocoques dans le col utérin.

Quant à la fréquence de l'infection gonococcienne au niveau des annexes, on tend de nos jours à l'augmenter d'une façon singulière. Lorsque Nöggerath émit ses opinions sur les conséquences de la blennorrhagie et la fréquence des salpingites, tout le monde y vit une exagération indiscutable ; aujourd'hui ses théories sont largement dépassées par celles de Rosthorn (2) et autres : le gonocoque joue un tel rôle dans l'infection des annexes qu'il ne reste plus de place aux autres micro-organismes. Dans une thèse récente, M. Camescasse (3) nous révèle que la fièvre puerpérale est due le plus souvent au gonocoque, qui gagne ensuite les annexes.

Sans nier, comme le fait Baldy (4), toute salpingite consécutive à une blennorrhagie latente, nous pensons qu'on reviendra de l'engouement actuel pour le gonocoque, lors-

(1) STEINSCHNEIDER. *Berlin. klin. Wochen.*, 25 avril 1887, n° 27 ; SCHMITT (*Arch. f. Gyn.*, 1889, t. XXXV, p. 162) trouve sur 116 cas d'infection gonorrhéique, 27 cas de propagation aux annexes ; dans 2 cas, huit jours après l'infection ; dans 3 cas, quatorze jours ; dans 2 cas, de deux à huit semaines ; dans 2 cas, trois et cinq mois après.

(2) ROSTHORN. *Prag. medizinische Wochenschrift*, 13 janvier 1892, n° 2.

(3) CAMESCASSE. *Choix de l'intervention dans les affections des annexes de l'utérus*. Th. Paris, 1893.

(4) BALDY, de Philadelphie. *Gyn. transact.*, 1889, p. 402.

qu'on s'astreindra à pratiquer des examens bactériologiques au lieu de suivre l'exemple de certains chirurgiens américains qui déclarent une annexite gonococcienne, uniquement parce que le mari de la malade a eu autrefois la blennorrhagie.

En revanche, il est une influence, créée par le gonocoque, encore mal connue, mais non douteuse ; il dispose les tissus à subir plus facilement une infection secondaire. Bumm (1) et Gerheim (1) ont depuis longtemps signalé les infections mixtes qui succèdent à une blennorrhagie pure. Le gonocoque agit-il dans ce cas en augmentant la virulence des autres micro-organismes, ou diminue-t-il seulement la résistance de la muqueuse ? Toujours est-il que nous aurons l'occasion d'étudier, à propos de chaque espèce, la facilité de développement qu'a pu lui procurer le gonocoque.

C'est pour les microbes non pathogènes, que cette influence est bien marquée : le microbe, qui aurait été incapable de vivre seul dans la trompe, s'y développe à la suite du gonocoque ; c'est le même phénomène que celui des vieilles uréthrites où un microbe banal de l'urèthre prend un développement considérable à la fin de la blennorrhagie.

Cette influence du gonocoque sur les autres micro-organismes peut être délicate à interpréter, en particulier lorsqu'il s'agit du streptocoque. Si, en effet, ce dernier paraît voir son développement favorisé par la blennorrhagie, celle-ci, d'autre part, semble gagner les trompes volontiers après un accouchement (2). L'accouchement pourrait donc favoriser la production d'une salpingite pour deux raisons différentes : il facilite l'ascension des gonocoques ; ceux-ci facilitent le développement des streptocoques.

---

(1) GERHEIM. *Ph. med. Gesell.* Wurzb., 1888, p. 270.

(2) HARTMANN et MORAX, *Ann. de gynéc.,* juillet 1894, ont trouvé que, sur 13 cas de salpingite blennorrhagique, 3 fois seulement il s'agissait de nullipares. Suivant eux, la blennorrhagie reste, chez la nullipare, souvent cantonnée au col de l'utérus, sans en dépasser l'isthme.

CHAPITRE III

LA SALPINGO-OVARITE A STREPTOCOQUES

I. — Caractères généraux de la salpingo-ovarite a streptocoques

Au cours de recherches bactériologiques sur les salpingites, nous avons pu réunir 11 cas d'infection des annexes par le streptocoque. La plupart de ces observations auraient été considérées comme salpingo-ovarites stériles si nous nous en étions tenu aux méthodes classiques de recherches : le streptocoque atténué ne cultivait pas dans les milieux ordinaires ; il n'a repris sa vitalité qu'après des inoculations appropriées sur le lapin et la souris (1). D'autre part, le pus ne contenait souvent qu'un nombre si limité de streptocoques que l'examen de plusieurs lamelles ne permettait pas de les trouver tout d'abord ; mais la recherche directe sur les coupes les faisait découvrir au milieu des tissus, dans les régions que nous allons indiquer.

Aussi peut-on considérer que la plupart des salpingites à streptocoques dont les observations ont été publiées, sont celles dans lesquelles ces microbes possédaient une virulence assez considérable ; à côté de ces cas relativement rares, étant donnée l'époque où on intervient chirurgicalement, il faut placer, croyons-nous, un nombre bien plus considérable de cas où ce microbe très atténué est incapable de cultiver sur les milieux artificiels ordinaires.

C'est à l'étranger que le plus grand nombre d'observations

(1) Nous avons dans notre thèse indiqué la technique que nous avons suivie.

de salpingites à streptocoques ont été publiées : Witte (1) en trouve 4 cas sur 39 examens; Zweifel (2), 3 cas ; Schauta (3), 14 cas sur 144 ; Kaltenbach (4) et Eberth, 1 cas ; J. Veit (5), 1 cas ; Menge (6), 2 cas sur 26 ; Boisleux (7), 1 cas sur 42 salpingites dont 33 purulentes ; Schæffer (8), 2 cas dans des abcès de l'ovaire ; Orthmann (9), 7 cas sur 8 examens positifs ; Wertheim (10), sur 24 examens positifs, un seul cas ; Hartmann et Morax (11), 4 cas; Girode, 2 cas inédits sur 15 salpingites dont 3 seulement avaient donné un résultat positif.

Cette simple énumération permet de voir quelle disproportion existe entre les résultats des différents auteurs; Orthmann, par exemple, trouve sept fois du streptocoque sur huit examens positifs, et Wertheim, sur vingt-quatre examens positifs, ne le trouve qu'une seule fois. Étant donné qu'il s'agit d'un micro-organisme d'une culture fort délicate, on avait lieu de penser qu'une disproportion pareille ne pouvait tenir qu'à des procédés différents de recherches.

Le début de la salpingo-ovarite à streptocoques suit de près les accidents puerpéraux qui la font naître, mais on a rarement l'occasion de l'étudier à cette période. Ou bien la malade meurt, et il s'agit alors le plus souvent d'une infection généralisée qui ne peut déterminer de localisations dans

---

(1) WITTE. *Centr. für Gyn.*, 11 juin 1892.

(2) ZWEIFEL. *Archiv. für Gyn.*, 1861, Bd. XXXIX, Heft. 3, p. 373.

(3) SCHAUTA. *Arch. f. Gyn.*, 1893, Bd. XLIV, Hft. 3, p. 574, et *Ann. de gynécol. et d'obst.*, t. XLI, mars 1894, p. 278,

(4) KALTENBACH et EBERTH. *Zeitschr. für Geburt. und Gyn.*, 1889, Bd. 16, p. 375.

(5) J. VEIT. *Centr. für Gyn.*, 1890, p. 65.

(6) MENGE. Verhand. von Interne congr. Berlin. In *Centr. für Gyn.*, 1890, p. 81.

(7) BOISLEUX. *Verhand. Gesel. für Geb. und Gyn.* Berlin, 24 janvier 1890.

(8) R. SCHÆFFER. *Zeitschr. für Geb. und Gyn.*, Stuttgard, 1890, Bd. XX, Heft. 2, p. 281.

(9) ORTHMANN. *Loc. cit.*

(10) WERTHEIM. *Loc. cit.*; dans les dernières recherches, 9 fois sur 116 examens.

(11) HARTMANN et MORAX. *Ann. de gynéc. et d'obst.* Paris, 1894.

les annexes; ou bien la malade survit aux accidents aigus de la puerpéralité et l'on n'intervient généralement que dans la suite.

Une de nos observations fait exception; il s'agit d'une malade ayant une infection subaiguë dont elle ne serait probablement pas morte sans l'état d'anémie profonde où l'avaient placée des hémorrhagies successives.

Dans ce cas, que nous pouvons considérer comme le début de la salpingo-ovarite à streptocoques, les annexes, les ailerons et le ligament large lui-même sont augmentés de volume, distendus et œdémateux.

La distribution des lésions est dès ce moment toute différente de celle que nous avons décrite à propos du gonocoque; dans celle-ci nous avons vu au début une trompe longue et rouge laissant suinter une goutte de pus au pavillon lorsqu'on la comprime; l'ovaire et les ailerons étaient presque normaux.

Au contraire, dans l'infection à streptocoques la trompe est moins atteinte que les régions voisines; l'ovaire est gros et distendu, les ailerons ont une épaisseur plus grande que la trompe même.

Cette localisation à l'ovaire ne fera par la suite que s'accentuer : ce ne seront plus, comme dans la forme blennorrhagique, des lésions périphériques de l'organe, mais des transformations se produisant dans son épaisseur même. Dans presque toutes nos observations nous avons trouvé des abcès ovariens ou des kystes contenant du pus.

Ceux-ci restaient quelquefois indépendants de la trompe; le plus souvent, ils communiquaient avec elle au niveau du pavillon. La collection salpingo-ovarienne dans laquelle la trompe communique avec une cavité purulente creusée dans l'ovaire est, pour nous, la forme la plus fréquente sous laquelle se présente la salpingo-ovarite à streptocoques.

Les adhérences péritonéales ne paraissent pas être localisées autour du pavillon comme dans la forme blennorrhagique. Dans ce dernier cas, les adhérences sont consécutives à l'écoulement du pus par le pavillon ; dans la salpingite à streptocoques, toute l'épaisseur des tissus est intéressée et le péritoine est contaminé par sa face profonde.

Terminons ce résumé des caractères généraux par quelques remarques sur les signes cliniques présentés par la salpingo-ovarite à streptocoques.

Presque toujours on peut faire remonter le début de la maladie à des accidents puerpéraux parfois peu accentués. A ce moment, les symptômes se rapprochent bien plus de ceux du phlegmon du ligament large que de ceux de la salpingite classique : ils diffèrent sensiblement des signes que peut présenter la salpingite blennorrhagique pendant la période aiguë du début (1).

Notre maître, M. le professeur Trélat, avait coutume d'insister sur l'importance des antécédents personnels dans le diagnostic entre la pelvi-péritonite et le phlegmon du ligament large; celui-ci, disait-il, remonte à un accouchement et celle-là à une blennorrhagie. Aujourd'hui les mots de pelvi-péritonite et de phlegmon ne sont plus pris dans le sens qu'on leur donnait alors, mais la remarque reste fort juste au point de vue clinique ; la salpingite blennorrhagique peut au début, en versant du pus et des gonocoques à l'entour du pavillon, créer une irritation du péritoine, puis des adhérences correspondant à ce qu'on décrivait sous le nom de pelvi-péritonite. D'autre part, l'infiltration du ligament large et des annexes par les streptocoques à la suite d'accidents puerpéraux détermine bien au début ce que l'on avait coutume de nommer le phlegmon du ligament large. Les adhérences se constituent de façon tout autre que précédemment, le péritoine étant contaminé par sa face profonde. Si les accidents aigus s'atténuent, on dit que le phlegmon se résout ; en réalité, le phlegmon ne se constitue pas, mais

(1) Nous venons dernièrement (*Société anatomique*, juin 1895) d'étudier les pièces d'un ancien phlegmon du ligament large n'ayant pas suppuré et ayant laissé comme reliquat une salpingo-ovarite purulente.

l'infection peut se localiser et laisser comme reliquat une salpingo-ovarite à streptocoques (1).

Dans toutes nos observations, les deux côtés étaient malades, mais presque toujours les lésions du côté gauche semblaient plus anciennes que celles du côté droit.

Les symptômes physiques perçus par le palper ou le toucher vaginal étaient dus ordinairement aux lésions de l'ovaire, encore plus qu'aux lésions de la trompe.

Quant à la température, elle paraît avoir été assez élevée chez la plupart de nos malades, mais elle était revenue à la normale au moment de l'intervention. Dans les deux cas où l'élévation de la température a été bien nette, peu avant l'opération, nous avons trouvé dans le pus du streptocoque virulent.

Mais c'est surtout après l'opération que la température est intéressante à constater dans cette forme de salpingite. Si on enlève le drain au bout de quarante-huit heures, il est fréquent de voir la température s'élever aussitôt. Il est probable qu'il se fait une légère poussée infectieuse au niveau du pédicule.

Nous avons, en effet, pour plusieurs de nos malades, examiné chaque jour le liquide pris avec une pipette dans le fond du drain. Le lendemain, nous trouvions dans cette sérosité des streptocoques plus nombreux et plus virulents que ceux fournis par le pus même de la trompe. Ces streptocoques diminuaient de nombre les jours suivants ; en même temps, le liquide était envahi par des cocci paraissant venir de la peau.

Ces résultats, conformes à ceux qu'ont obtenus MM. Hartmann et Morax, permettent de conclure avec eux que dans la salpingite à streptocoques le drain devra être conservé quelques jours, alors qu'on peut le retirer dès le lendemain ou le surlendemain dans la salpingite blennorrhagique (2).

---

(1) Nous laissons en dehors de notre étude l'importante question du phlegmon développé *en dehors de toute localisation aux annexes*, soit dans la gaine hypogastrique, soit dans le ligament large proprement dit. — Voir Pierre Delbet : *Des suppurations pelviennes chez la femme*. Paris, 1891.

(2) Hartmann et Morax. *Annales de gyn. et d'obst.*, juillet 1894

II. — Distribution des streptocoques dans les tissus

a) *Pus.*

Le liquide purulent fourni par les annexes contient relativement peu de leucocytes, mais un grand nombre de cellules épithéliales desquamées, déformées et ayant souvent perdu leur protoplasma périnucléaire ; on trouve souvent aussi des cellules plus profondes, tombées de la charpente des franges dans la lumière.

Les streptocoques sont rarement dans les leucocytes, plus

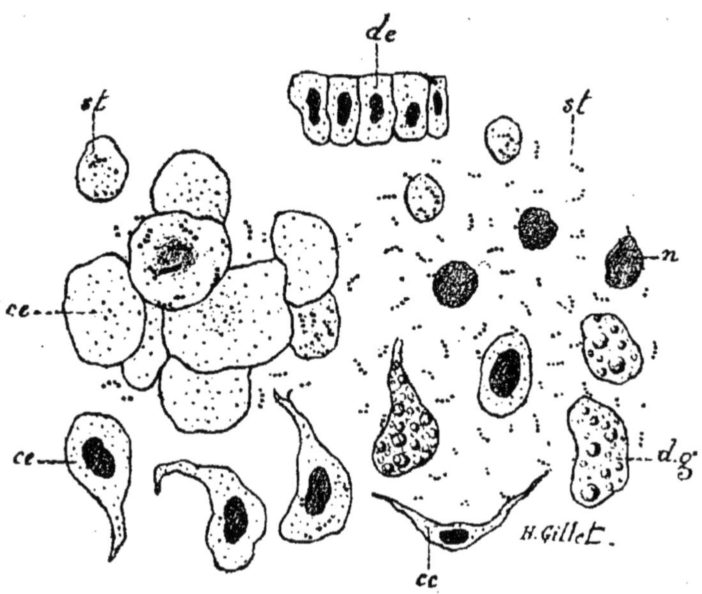

Fig. 1. — Pus d'une salpingite à streptocoques.

d. e., desquamation épithéliale ; *c. e.*, cellules épithéliales desquamées, grossies ; le noyau a quelquefois disparu ; *c.c.*, cellule conjonctive tombée dans la lumière ; *d.g.*, dégénérescence granulo-graisseuse ; *s.t.*, streptocoques.

souvent dans les cellules épithéliales, plus souvent encore libres entre les cellules (fig. 1).

Nous n'avons trouvé qu'un seul cas où ces microbes se soient présentés dans le pus, en grand nombre et en longues chaînettes ; une fois, ils étaient en diplocoques ou en chaînettes de trois éléments, chacun d'eux étant un peu allongé; ils reprirent, dès leurs premières cultures, leur aspect normal.

b) *Muqueuse.*

Au début la muqueuse n'a subi que de légères modifications; les cellules épithéliales en place peuvent même avoir gardé leurs cils; la frange est seulement un peu épaissie et infiltrée de leucocytes.

Même lorsque l'infection n'était pas ancienne, nous avons trouvé des streptocoques dans la lumière de la trompe; mais Bumm (1) a pu étudier des cas où ces streptocoques, encombrant la muqueuse au niveau du pavillon, ne se trouvaient cependant pas dans la lumière du tiers interne de la trompe. Cette disposition tend elle-même à faire croire que ce n'est pas par la lumière de la trompe qu'a pu progresser l'agent infectieux.

A une période plus avancée de la salpingite et si la trompe reste ouverte, la muqueuse continue à présenter des lésions qui sont peu accusées relativement à celles des autres couches.

Le lymphatique placé au centre de chaque frange (fig. 2) est très dilaté; il contient des leucocytes et des streptocoques; l'épithélium est par places (*e*) presque intact, mais il ne présente pas de cils vibratiles.

En certains points (*p*) il se fait une prolifération épithéliale, plusieurs couches se superposent et l'on trouve souvent un groupement de streptocoques au-dessous de cet amas de cellules épithéliales,

Parfois (*d*) cette petite masse épithéliale se détache en bloc et laisse la frange à nu; on trouve au-dessous les tissus plus ou moins infiltrés de streptocoques. Cette disposition permet de se bien rendre compte du processus qui détermine

---

(1) Bumm. *Arch. f. Gyn.*, 1891, Bd. XL, Hft. 3, p. 398, et *Ann. de gyn. et d'obst.*, 1892, p. 440.

la chute épithéliale. La cellule de revêtement n'est pas attaquée par sa face libre comme dans la salpingite blennorrhagique : elle est attaquée par sa face profonde. Les

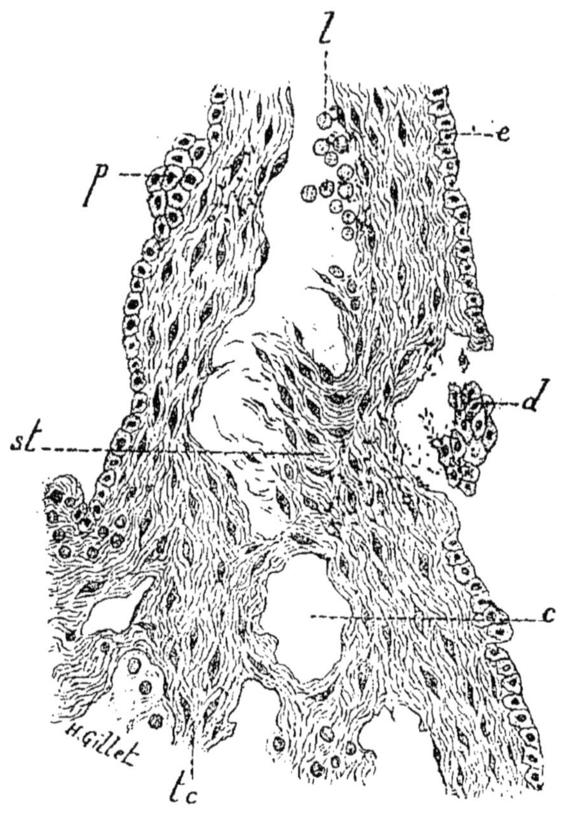

FIG. 2. — Coupe d'une frange dans une salpingite à streptocoques. *t.c.*, tissu conjonctif hypertrophié au centre de la frange ; *e.*, épithélium de revêtement ; *p.*, prolifération de cet épithélium au niveau d'un groupe de streptocoques ; *d.*, desquamation d'un bloc de cellules proliférées ; *st.*, streptocoques groupés au-dessous de ce lambeau desquamé ; l'épithélium est attaqué par sa face profonde ; *l.*, leucocytes dans le lymphatique central de la frange : streptocoques dans le leucocyte. — Mêlées aux courtes chaînes de streptocoques, se voient de fines bactéries : l'ensemencement du pus n'a pas permis de cultiver d'autres espèces que le streptocoque.

cellules ne se détachent pas isolément comme dans l'autre forme, mais en masse et après avoir proliféré.

Cette desquamation est si abondante que la lumière est

parfois remplie tout entière de cellules tombées ; celles-ci forment une masse se détachant nettement des franges sur une coupe.

c) *Tissu musculaire et conjonctif. Vaisseaux.*

Les lésions vasculaires et périvasculaires sont celles qui attirent d'abord l'attention ; mais il est délicat de préciser

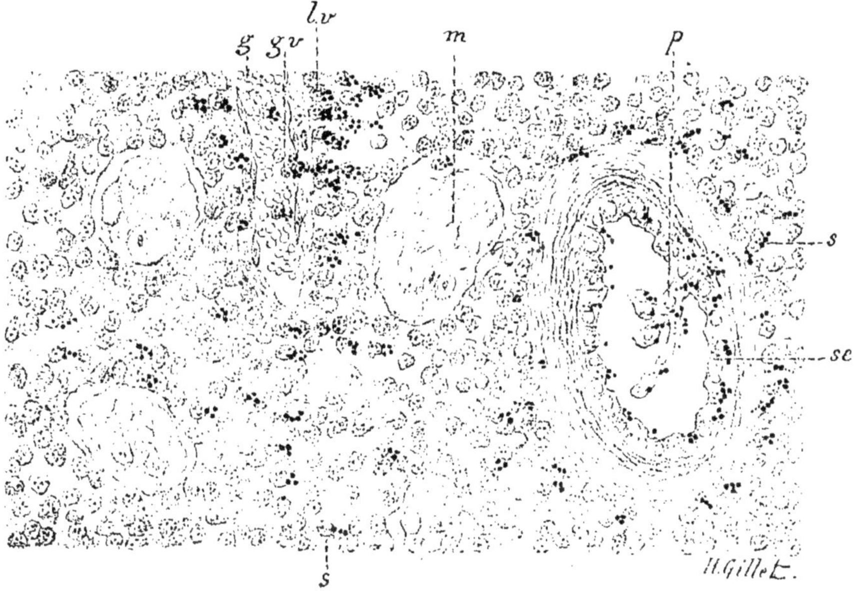

FIG. 3. — Infiltration de la couche musculaire par les streptocoques. *p.*, prolifération arborescente de l'endothélium d'une artériole thrombosée ; les cellules endothéliales sont vacuolaires ; contiennent des streptocoques ; *g.*, globules sanguins dans un capillaire ; *g.v.*, globule blanc situé dans le capillaire, contre la paroi, et contenant des streptocoques dans son intérieur ; *l.v.*, leucocytes contenant des streptocoques et groupés en dehors du capillaire ; *m.*, faisceau musculaire sur une coupe transversale ; un leucocyte contenant des streptocoques a pu pénétrer dans la gaine ; *s.*, streptocoque dans une cellule inflammatoire ; toute la région est infiltrée de ces cellules ; les streptocoques se trouvent surtout à leur intérieur.

les rapports des streptocoques avec les vaisseaux sanguins. Le plus souvent ils se trouvent à la périphérie ; d'autre part, on rencontre parfois de petits vaisseaux thrombosés et des streptocoques dans la thrombose ; parfois, sur la limite de celle-ci, l'endothélium pousse des prolongements sous la lumière des vaisseaux (fig. 3) ; des streptocoques se trouvent dans la lumière et hors la lumière.

Nous avons déjà dit qu'il n'y avait pas lieu de s'étonner des rapports étroits trouvés entre l'appareil vasculaire et le streptocoque si les travaux de M. Labadie-Lagrave sont

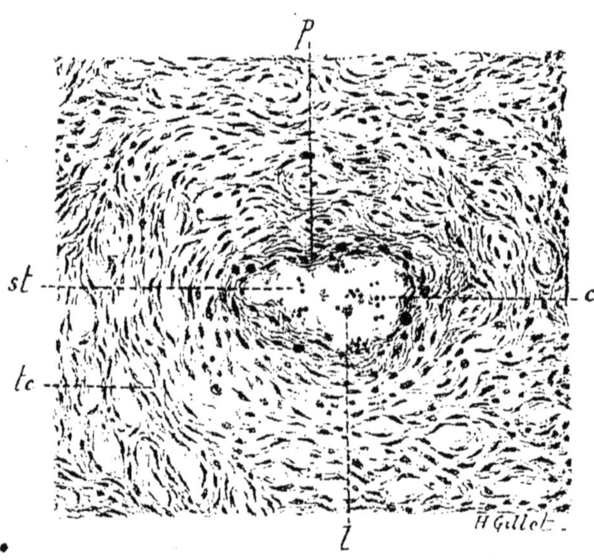

FIG. 4. — Petit abcès miliaire au centre du tissu ovarien. *t. c.*, tissu conjonctif de l'ovaire ; *p.*, paroi du petit abcès ; *l.*, leucocyte ; *c.*, cellule du tissu conjonctif tombée dans la cavité et contenant des streptocoques ; *st.*, streptocoques.

confirmés, et si, comme il le dit, « c'est au sang qu'est dévolu le soin de détruire et d'atténuer le streptocoque » (1).

Celui-ci se trouve, surtout au début, disséminé dans le tissu cellulaire de l'aileron. On le trouve encore dans le tissu

(1) Dernièrement, M. le professeur Terrier vient d'enlever à l'hôpital Bichat une double salpingo-ovarite suppurée contenant de nombreux streptocoques ; l'état général de la malade nécessite des piqûres de caféine ; quoique faites aseptiquement, celles-ci déterminent des abcès qui contiennent des streptocoques : la malade qui aujourd'hui est à peu près guérie, n'a pas présenté d'autres localisations de l'infection et la présence du streptocoque dans la circulation, n'aurait pas été diagnostiquée, si celui-ci n'avait trouvé au niveau des piqûres un point favorable à son développement.

cellulaire sous-péritonéal ; lorsque des adhérences s'établissent, par exemple entre l'aileron de la trompe et l'aileron de l'ovaire, l'on voit une infiltration cellulaire assez abondante se constituer au-dessous de la séreuse, et lorsque celle-ci a disparu, le point où s'est formée l'adhérence est encore marqué par un groupe de leucocytes mêlés à des streptocoques. On les trouve encore dans l'infiltration cellulaire qui se produit dans la musculeuse entre les faisceaux (fig 3).

d) *Tissu de l'ovaire.*

Nous avons déjà insisté sur ce que l'ovaire était intéressé

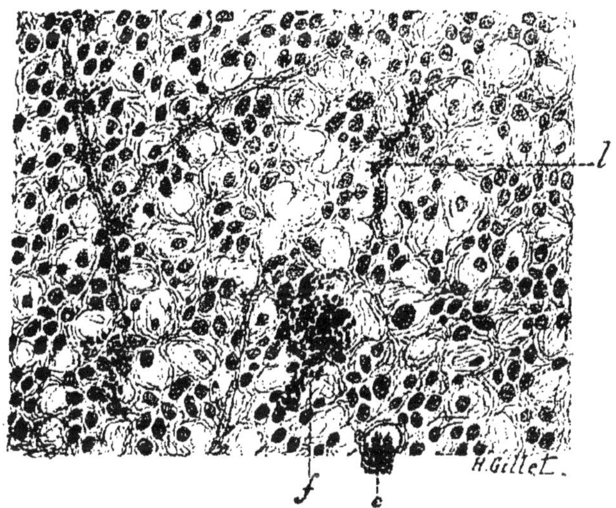

Fig. 5. — Coupe faite dans l'escarre de l'ovaire nageant au milieu de l'abcès. *c.*, capillaire thrombosé par une masse de streptocoques ; *l.*, lymphatique rempli de streptocoques ; *f.*, amas de streptocoques ; on en trouve d'autres isolés dans le tissu ovarien ; chaque chaîne compte le plus souvent trois ou quatre éléments.

en même temps que la trompe ; au début, les streptocoques présentent la même distribution que dans celle-ci ; ils suivent les lymphatiques et accompagnent les vaisseaux sanguins. Mais plus tard se forment dans le tissu de l'ovaire de petits abcès miliaires (fig. 4) constitués peut-être aux dépens des lymphatiques, ou peut-être dans l'épaisseur même du tissu ovarien.

De même, lorsqu'on trouve une cavité anfractueuse creusant l'ovaire et contenant une escarre, il est bien difficile de savoir s'il s'agit d'un véritable abcès ou de kystes purulents ayant communiqué entre eux et ayant isolé un fragment de l'ovaire; toujours est-il que ce fragment a conservé la struc-

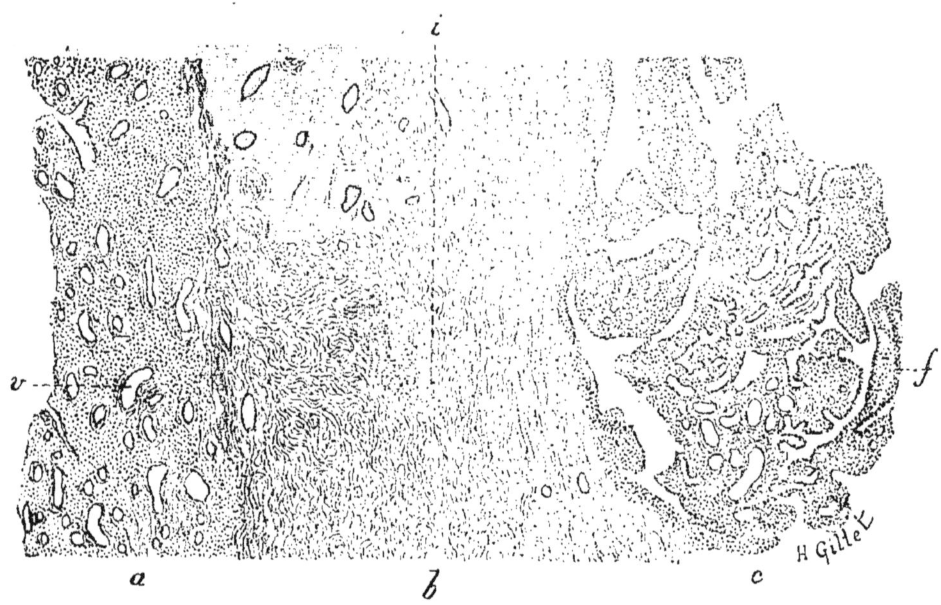

Fig. 6. — Cloison séparant la cavité de la trompe d'un abcès de l'ovaire (faible grossissement).

a., paroi très vasculaire de la poche purulente ; *v.*, un des nombreux vaisseaux de la région, un certain nombre d'entre eux affleurent la surface libre ; *c.*, muqueuse ; *f.*, frange ; *b.*, tissu cicatriciel intermédiaire entre la paroi de l'abcès et la muqueuse de la salpingite ; *i.*, des traînées de cellules inflammatoires parcourent ce tissu ; elles sont mêlées à un nombre de streptocoques assez grand pour que la préparation soit à ce niveau teintée en violet.

ture du tissu ovarien et qu'il est parcouru par de nombreuses traînées de streptocoques (fig. 5).

Mais dans un certain nombre de cas le doute n'est pas permis, et l'on se rend bien compte que la cavité purulente est un ancien kyste. On peut trouver dans ses parois un nombre de streptocoques qui nous a paru généralement plus considérable que celui trouvé dans la muqueuse de la trompe correspondante.

Lorsque l'abcès s'ouvre dans la trompe et que celle-ci, sur une portion de son trajet, adhère à l'ovaire, les deux cavités, salpingienne et ovarienne sont séparées par une paroi plus ou moins épaisse dans laquelle il est parfois difficile de voir ce qui appartient à l'ovaire. La fig. 6 représente cette disposition : on voit en a le tissu très vasculaire qui limite l'abcès ovarien, et en c les plis de la muqueuse de la trompe; ces deux régions sont séparées par une couche de tissu conjonctif dense : celui-ci est parcouru par des traînées de cellules inflammatoires au milieu desquelles se trouvent en certains points de nombreux streptocoques.

III. — Pathogénie.

a) *D'où viennent les streptocoques ?*

La puerpéralité est à coup sûr la grande cause de l'infection des annexes par le streptocoque ; dans presque toutes nos observations nous trouvons des accidents puerpéraux ; pas une seule des malades n'était nullipare ; le plus grand nombre avaient eu des fausses couches.

Cependant Kaltenbach (1) a trouvé un cas d'ovarite suppurée à streptocoque chez une vierge ; mais il est impossible d'en lire la description sans conserver des doutes sur la nature des streptocoques qu'il décrit.

Peut-être dans quelques cas (2) a-t-on été en droit de supposer que le streptocoque était venu de l'intestin à la

---

(1) Kaltenbach et Eberth. *Zeitschr. f. Geburt. und Gyn.*, 1889, Bd. 16, p. 375.

(2) Zweifel rapporte le cas d'une vierge, qui, à la suite d'une fièvre typhoïde, eut une salpingite adhérente à l'intestin et contenant des streptocoques. *Arch. für Gyn.*, 1891, Bd. XXXIX, Heft. 3, p. 373.

suite d'adhérences, mais ce sont là de rares exceptions et le véritable point de départ du streptocoque est dans la partie inférieure de l'appareil génital. Mais cette espèce microbienne y est-elle toujours apportée de l'extérieur ? ou bien, existe-t-elle à l'état de virulence très atténuée dans les organes génitaux de la femme ? Les auteurs ne sont pas prêts à s'entendre sur ce point.

Gönner (1) a depuis longtemps prétendu que les lochies de la femme contiennent normalement des micro-organismes pathogènes aussitôt après l'accouchement : staphylocoques à l'état normal, streptocoques dans les métrites septiques.

Bumm (2) au contraire dit n'avoir trouvé dans les sécrétions normales du vagin ni streptocoques, ni staphylocoques.

Laplace (3) conclut à l'existence des micro-organismes pathogènes existant à l'état normal dans la muqueuse utérine ; ce sont les mêmes espèces qu'on retrouve dans la muqueuse pathologique : la virulence seule est modifiée. Samschin (4) arrive à des conclusions bien différentes ; pour lui, les microbes du vagin lui-même n'ont aucune importance à l'état sain et appartiennent à des espèces non pathogènes. Stroganoff (5) est d'un avis analogue : le col utérin ne possède pas de microbes à l'état normal.

Avec Winter (6) nous trouvons encore une autre opinion ; le vagin contient toujours des espèces pathogènes, entre autres du streptocoque pyogène de virulence atténuée ; le col contient les mêmes espèces à l'état normal ; chez la femme enceinte le nombre de ces micro-organismes augmente, sur-

(1) Goenner. *Société médicale de Bâle*, 7 juillet 1887. *Corresp. Blatt. f. Sch. Aerzt.*, 1887, p. 729.

(2) Bumm. *Centralbl. für Gyn.*, 6 juillet 1889, n° 27.

(3) Laplace. *American Journal of obstetr.*, vol. XXVI, p. 231, 1892.

(4) Samschin. *Deutsche medic. Wochenschr.*, 17 avril 1890, p. 332.

(5) Stroganoff. St-Pétersbourg, 1893, *Ann. de gyn. et d'obst.*, mars 1894, p. 275.

(6) Winter. *Zeitschr. für Geb. und Gyn.*, Band. XIV, Heft. 2, p. 443.

tout en ce qui concerne les formes bacillaires. Kaltenbach est d'un avis semblable.

Enfin pour terminer cette énumération d'opinions contradictoires, signalons les conclusions du travail de Krönig (1) : le vagin des femmes enceintes non touchées est aseptique ; la cavité du corps utérin ne contient pas de micro-organismes ; le col de l'utérus non gravide en contient dans la moitié des cas ; 40 trompes d'apparence saine ont été prises sur 31 malades et examinées aussitôt après l'opération ; 29 étaient stériles, 11 déterminèrent des cultures ; dans un des cas où l'utérus fut enlevé avec la trompe, on put retrouver les mêmes espèces dans les deux organes. L'auteur considère cependant cette présence de microbes dans la trompe comme anormale ; la trompe vraiment saine est aseptique. Krönig a trouvé 27 espèces microbiennes dans le canal génital : le plus grand nombre n'étant pas classé.

b) *Par quelle voie pénètrent les streptocoques ?*

Cette question a, elle aussi, donné lieu à une série de travaux. Les uns, comme Monprofit (2) et Macquart-Moulin (3), ont pensé que l'infection se faisait toujours par continuité le long de la muqueuse ; c'est à peine si ce dernier auteur fait exception pour l'ovarite. Les autres pensent, avec M. Lucas-Championnière, qu'on doit faire jouer un rôle important aux lymphatiques dans l'infection de la trompe par le streptocoque. Gartner (4) croit que ce rôle peut être attribué en même temps aux lymphatiques et aux veines : ces dernières peuvent même être seules en cause ; cet auteur pense du reste que cette voie n'est pas suivie par les streptocoques seulement, mais aussi par les staphylocoques.

---

(1) Krönig. *Centralbl. für Gyn.*, 1894, p. 3, et *Ann. de gyn. et d'obst.* mars 1894, p. 273.

(2) Monprofit. Th. Paris, 1888.

(3) Macquart-Moulin. Th. Paris, 1892.

(4) Gartner. *Ann. de gyn. et d'obst.*, 1893 t. XL, p. 198.

C'est encore aux veines que Bumm (1) accorde le rôle le plus important. Dans son travail sur l'endométrite septique, il conclut que les streptocoques pénètrent directement à travers la paroi utérine et que la propagation par l'oviducte est tout à fait exceptionnelle ; cette dernière ne peut avoir lieu que si la trompe déjà malade communique avec l'utérus par un très large orifice. Les veines par lesquelles se fait la propagation sont thrombosées : dans les points où les germes se multiplient commence une désagrégation granuleuse de la masse du thrombus ; en s'éloignant de la caduque, on ne trouve plus dans ce dernier d'autres micro-organismes que des streptocoques qui pénètrent en suivant l'axe du thrombus. Au début, la paroi de la veine paraît normale, mais à mesure que les germes se multiplient elle s'infiltre de cellules inflammatoires. La disposition des veines du ligament-large est la même que celles de ces veines utérines.

C'est encore aux voies lymphatiques et sanguines que Giglio (2) fait jouer le plus grand rôle dans l'infection ascendante du streptocoque : il réserve la muqueuse aux infections descendantes qui, dit-il, se produiraient assez souvent de la trompe à l'utérus.

Nous avons suffisamment insisté déjà, pour qu'il soit inutile d'y revenir, sur l'infection parallèle des vaisseaux lymphatiques et sanguins par le streptocoque ; nous avons vu quel manchon inflammatoire pouvait se former autour du vaisseau sanguin et quelle difficulté il y avait souvent à savoir lequel avait été le premier atteint.

Quant à l'infection par continuité le long de la muqueuse, nous la considérons en tout cas comme exceptionnelle. Lors même que dans certains cas le streptocoque pénètrerait par cette voie, comme le gonocoque, il s'y comporterait du moins

---

(1) Bumm. *Arch. für Gyn.*, 1891, Bd. XL, Hft. 3, p. 398, et *Ann. de gyn. et d'obst.*, 1892, p. 440.

(2) Giglio. *Annali di Ost. e Gynecol.* Milano, 1893, p. 491. *Ann. de gyn. et d'obst.*, mars 1894, p. 265.

de façon absolument différente, et tandis que celui-ci reste à la surface de la muqueuse et y appelle les leucocytes, le streptocoque le traverse aussitôt pour pénétrer plus profondément.

c) *Infection mixte.*

Nous laissons de côté les cas où une infection à bacterium coli est venue se greffer sur une infection à streptocoques, et les cas où ceux-ci sont accompagnés de microbes saprophytes. Mais nous devons nous poser la question de l'influence du gonocoque sur le streptocoque.

Witte (1), qui a traité cette question, a constaté le développement de streptocoques nombreux et virulents dans l'urèthre blennorrhagique d'une femme ; il a publié, d'autre part, le cas d'une salpingite contenant des gonocoques et des streptocoques.

Wertheim, qui tend à nier l'importance des infections mixtes, a cependant publié une observation analogue; il a même constaté le développement abondant de streptocoques dans le vagin d'une femme au cours de la blennorrhagie.

Döderlein affirme l'influence que peut avoir le gonocoque sur le streptocoque.

Cette question n'est pas intéressante seulement à cause de la double infection de la trompe par ces deux microbes, mais aussi à cause du développement de streptocoques, que la blennorrhagie vaginale ou utérine peut déterminer sur place.

Plusieurs auteurs, Krönig (2) en particulier, ont insisté sur la fièvre que présentent les blennorrhagiques à la suite de leurs couches ; c'est une observation que nous avons pu

---

(1) WITTE. *Centr. f. Gyn.,* 11 juin 1892, et *Zeitschr. f. Geburt.,* 1893, Bd. XXV, p. 1.

(2) KRÖNIG. *Centr. f. Gyn.,* 1892, n° 8, p. 157.

nous-même faire plusieurs fois ; mais il n'est pas démontré que le gonocoque soit la cause même de la fièvre et ne soit pas seulement un agent favorable au développement du streptocoque ; c'est à ce dernier qu'il faudrait alors attribuer l'élévation de température.

CHAPITRE IV

MODIFICATIONS HISTOLOGIQUES DE CHACUN DES TISSUS NORMAUX DANS LA SALPINGO-OVARITE

L'étude des modifications histologiques subies par les tissus de l'ovaire et de la trompe nous sera singulièrement facilitée par ce que nous avons déjà dit de la salpingite à gonocoques et de la salpingo-ovarite à streptocoques ; tels sont, en effet, les deux grands types qu'on peut opposer l'un à l'autre et qui, différant entre eux par la topographie microbienne, les symptômes, le pronostic, la forme extérieure des annexes, diffèrent encore par les modifications histologiques.

Est-ce à dire que la microbiologie des annexes se résume à ces deux termes ? Certes non, mais les autres microbes sont moins importants, soit à cause de leur rareté, soit à cause de leur innocuité, soit parce qu'ils sont venus infecter secondairement les annexes et ont laissé à la lésion l'aspect que lui avait imprimé le premier agent infectieux.

Contentons-nous donc de faire l'énumération rapide de ces espèces microbiennes, que nous avons ailleurs plus longuement étudiées (1).

Le *pneumocoque* a été trouvé un certain nombre de fois dans des salpingites d'aspect fort différent. Le nombre des salpingites à *staphylocoques* paraît peu considérable : on ne doit pas confondre le staphylocoque avec certain coccus saprophyte qui lui ressemble. L'*actinomycose* n'a été trouvée qu'une fois dans la trompe : *le bacille de l'œdème malin, le streptococcus longus conglomeratus, le streptococcus brevis* y sont exceptionnels.

(1) E. Reymond. Thèse Paris, 1895, p. 114.

Quant aux microbes saprophytes, sans énumérer ceux qu'il nous a été donné de découvrir dans des salpingites anciennes, rappelons qu'ils paraissent correspondre à des espèces vivant normalement dans le vagin ou le col : leur présence dans d'anciennes salpingites blennorrhagiques paraît comparable à celle des microbes saprophytes de l'urèthre antérieur pénétrant dans l'urèthre postérieur à la suite de la chaude-pisse (1).

Ces microbes saprophytes ne dépassent pas la muqueuse alors même qu'il semble tout d'abord en être autrement. (Fig. 1.)

Quant aux microbes venus secondairement dans les annexes à la suite d'adhérences, le plus intéressant est le *bacterium coli*. Lorsque nous eûmes pour la première fois, en 1893, dans le service de M. le professeur Guyon, l'occasion d'étudier cliniquement une salpingite contenant du *coli commune*, nous crûmes avoir affaire à une rareté pathologique ; depuis, nombre d'auteurs ont trouvé cette bactérie, nous-même en avons réuni six observations. L'adhérence avec l'intestin, tel est le grand caractère des salpingo-ovarites qu'elle habite; quant à la forme des annexes et à leur caractère histologique, ils dépendent de l'infection première sur laquelle est venue se greffer celle du *coli commune*.

Tous ces microbes n'ont, comme nous l'avons dit, qu'une importance secondaire à côté du gonocoque et du streptocoque : telles sont les deux espèces auxquelles sont dues les deux grandes formes de salpingites. Nous allons voir maintenant quelles lésions histologiques sont communes à ces espèces et quelles les distinguent.

I. — Muqueuse et contenu de la trompe

Il existe une forme de salpingite où la muqueuse seule se trouve lésée, c'est l'*endosalpingite*, qui paraît très rare en

---

(1) E. Reymond. *An. des mal. des org. génit.-urin.*, octobre 1893.

comparaison des cas où les tissus sont modifiés dans toute leur épaisseur.

L'*endosalpingite* est peut-être cependant plus fréquente

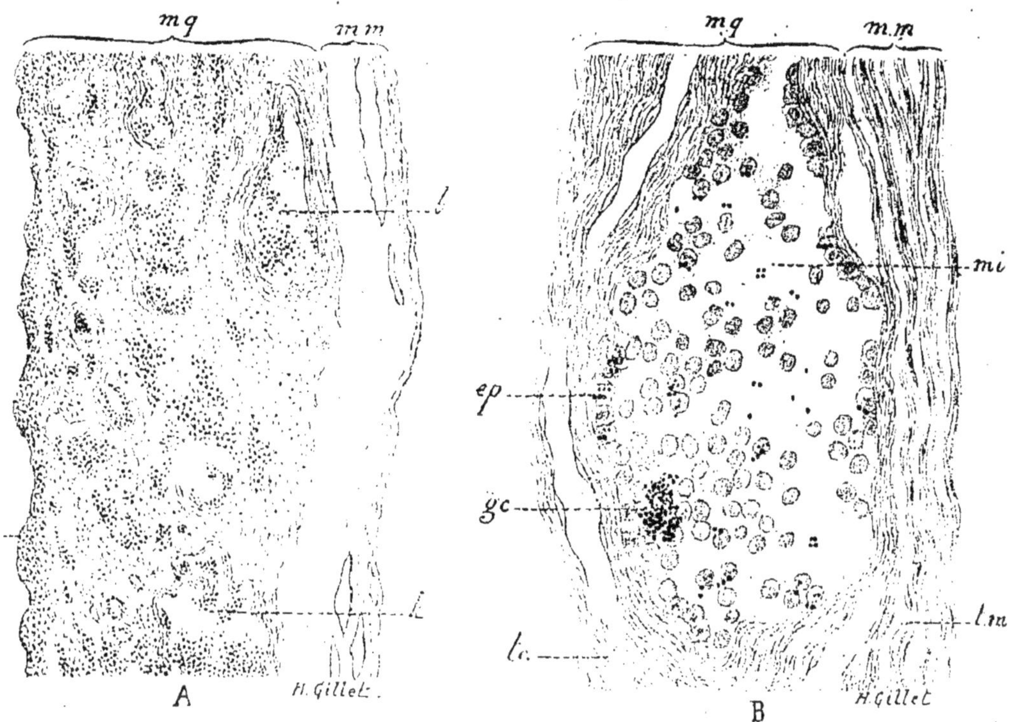

FIG. 1. — Distribution de microbes saprophytes dans une endosalpingite ancienne.

A. — Paroi de la trompe vue à un faible grossissement; *m.q.*, muqueuse très hypertrophiée; *m.m.*, couche musculaire; *e.*, épithélium de revêtement; *k.*, kyste folliculaire; *b.*, région reproduite dans la fig. ci-jointe.

B. — Région *b* vue à un fort grossissement; *m.q.*, muqueuse au contact de la musculeuse; *m.m.*, couche musculaire; *m.i.*, micro-organisme en tétracoque; *g.c.*, groupe de cocci; *e. p.*, cellule épithéliale contenant des cocci; *t.c.*, tissu conjonctif; *t.m.*, tissu musculaire sain, ne contenant pas de micro-organismes.

qu'elle ne le semblerait, si on s'en tenait aux pièces fournies par les opérations ; elle ne provoque pas toujours des symptômes justifiant une intervention : si on intervient plus tard, c'est qu'à l'endosalpingite a succédé une forme intéressant plus profondément les tissus. Mais d'autre part, cette endosalpingite peut guérir et les endosalpingites guéries sont probablement nombreuses. Dans toutes les endosalpingites que nous avons eu l'occasion d'étudier, c'est le gonocoque qui paraissait devoir être incriminé.

Le plus souvent, dans les salpingites opérées, les lésions portent sur toute l'épaisseur de la trompe : les modifications que présente alors la muqueuse sont dues non seulement à son inflammation, mais aussi aux modifications des tissus voisins, à la présence du liquide dans la lumière, à la pression concentrique de la couche musculaire, aux troubles vasculaires qui s'y produisent.

a) *Disposition des franges.*

Sous l'influence de l'inflammation, les franges d'abord deviennent plus grandes, les ramifications plus nombreuses ; l'infiltration cellulaire distend le tissu conjonctif, écarte les surfaces épithéliales, tend à effacer les fines ramifications et à donner à la frange un aspect globuleux.

Jusqu'où peut aller cette hypertrophie? Si les causes d'arrêt de développement que nous allons étudier, tardent à se produire, les dimensions qu'atteindront les franges peuvent être considérables ; c'est la forme de *salpingite végétante.*

Cependant, même dans cette forme, il est rare que toutes les franges prennent un développement aussi considérable ; elles arrivent toujours à se gêner mutuellement, aussi voit-on le plus grand nombre se transformer en petit bourgeons arrondis, tandis que celles qui restent continuent à s'accroître.

Les causes de gêne apportées au développement des franges sont les suivantes :

1° *Pression réciproque ;*

2° *Étranglement de la muqueuse par la couche musculaire ;*

3° *Pression du liquide distendant la trompe ;*

4° *Troubles de la circulation.*

1° L'observation qui a permis de dessiner la planche 2,

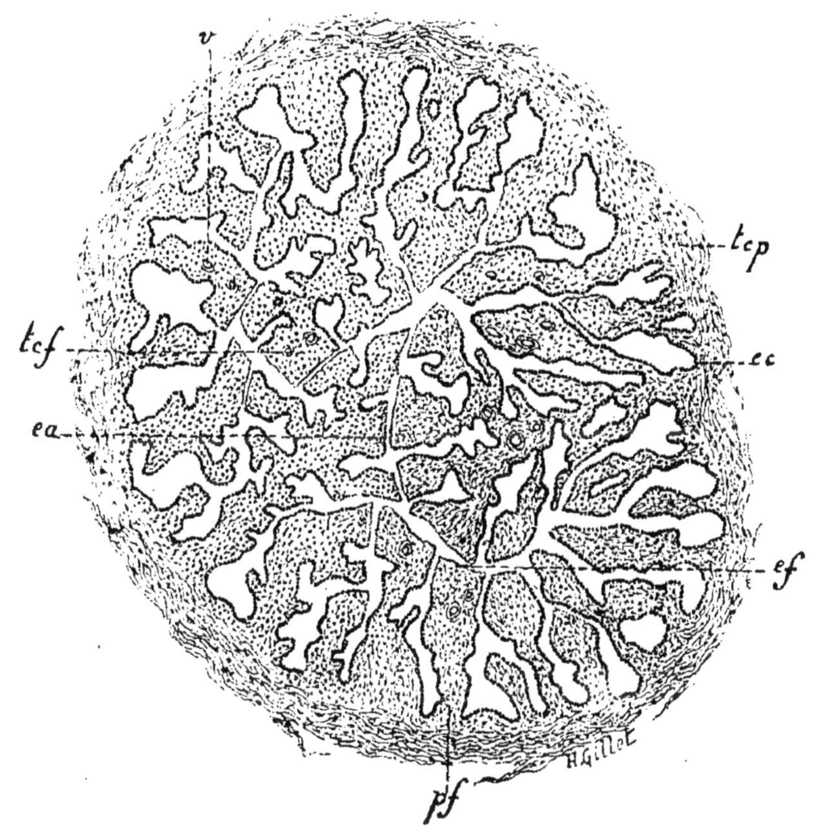

FIG. 2. — Salpingite végétante dans laquelle les franges se compriment réciproquement (observ. X).

t. c. p., tissu conjonctif périphérique de la muqueuse; *e. f.*, extrémité aplatie d'une frange; *p. f.*, pied de cette frange; *e. c.*, épithélium cylindrique entre deux franges; *e. a.*, épithélium aplati à l'extrémité de la frange; *vs*, vaisseaux; *t. c. f.*, tissu conjonctif de l'extrémité d'une frange se continuant avec celui de la frange située bout à bout; il n'y a plus de trace d'épithélium; la soudure des deux franges est rompue sur la préparation par rétraction des tissus.

offre un type des modifications que peuvent subir les franges par *pression réciproque.*

La lumière de la trompe y est très large et cependant elle

est comblée par les franges. Les plus grosses d'entre elles appuient leurs extrémités (*e. f.*) sur celles du côté opposé ; il se produit à ce niveau un aplatissement réciproque ; les franges ne sont plus limitées que par des lignes brisées et s'emboîtent les unes dans les autres comme les parties d'un jeu de patience.

L'épithélium subit une transformation curieuse sous l'influence de la pression ; dans le fond du cul-de-sac, où son

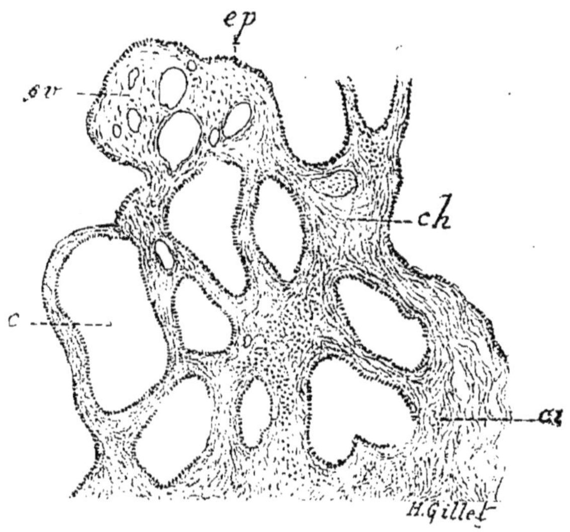

Fig. 3. — Coupe d'un fragment de salpingite *végétante kystique* ; la lumière très large était remplie par les franges hypertrophiées ; celles-ci adhéraient entre elles et limitaient une série de kystes semblables à ceux représentés dans cette figure.

c., cavité épithélio-kystique ; *e. v.*, extrémité vasculaire d'une frange ; *e. p.*, épithélium ; *c. h.*, hypertrophie du tissu conjonctif de la frange ; *c. i.*, cellules inflammatoires.

développement est peu gêné, il reste cylindrique (*ec*), mais au point où se compriment les franges (*ea*) il s'aplatit. Si la pression est trop forte, il disparaît et les deux franges se réunissent ; en *t. c. f.* on voit les surfaces par lesquelles s'étaient soudées les deux franges ; la soudure, encore fraîche, est rompue sous l'influence de la rétraction des tissus.

Lorsque les franges s'unissent ainsi (fig. 3) d'un côté à

l'autre de la trompe, elles peuvent constituer un grand nombre de kystes, ou encore elles séparent la lumière en plusieurs lumières secondaires de formes variables et irrégulières ; mais jamais cette lumière ne peut disparaître par ce procesus d'adhérences, parce que jamais ces adhérences ne se constituent en tous les points de la muqueuse.

2° *L'étranglement de la muqueuse par la couche musculaire* se produit dans le cas où cette dernière augmente d'épaisseur en rétrécissant la lumière de la trompe. La compression se produit latéralement par les franges voisines et non plus à l'extrémité par les franges opposées ; si des adhérences se produisent entre les franges, il subsiste d'une part une lumière au centre, et d'autre part, entre les pédicules des franges, une série d'espaces libres affectant souvent sur la coupe la disposition de rayons de roue.

3° *La pression exercée par le contenu de la trompe* amène rapidement un arrêt de développement des franges ; la fig. 4 est prise sur un hydrosalpinx paraissant formé depuis peu ; le liquide est abondant et distend les parois de la trompe ; les franges sont par places encore longues et nombreuses et flottent dans le liquide ; mais en d'autres points elles sont appliquées contre la paroi et tendent à y adhérer par leur extrémité libre (*fa*) ; on trouve alors sur les coupes de longs espaces (*c*) paraissant isolés du reste de la lumière, parallèles à la surface de la paroi, limités d'un côté par le pied de la frange et de l'autre par l'adhérence de son extrémité (*fa*). Ces espaces, qui communiquent d'abord avec la lumière, finissent par s'isoler complètement et devenir des cavités closes (*c*) ; celles-ci peuvent secondairement se segmenter en cavités plus petites (*ci*) qui parfois tendent à disparaître.

4° *La gêne de la circulation* représente la dernière des causes arrêtant le développement des franges. Au début, cette circulation est d'une grande richesse ; mais bientôt les vaisseaux voient leur calibre diminuer ; un certain nombre s'oblitèrent ; dès lors la quantité de sang fournie par le réseau profond est insuffisante pour les réseaux vasculaires de nouvelle formation qui se sont constitués dans les franges ; de là résulte une tendance à l'atrophie de ces dernières. C'est dans les formes où l'artériosclérose est le plus prononcée, qu'on voit souvent la muqueuse réduite à une grande couronne de cellules épithéliales plates séparées de la couche musculaire par une mince bande de tissu conjonctif dense.

b) *Épithélium.*

L'inflammation de la trompe détermine sur l'épithélium une double tendance : desquamation et remplacement rapide de l'épithélium abandonné par la muqueuse. Il peut se faire que la chute épithéliale soit si prompte, que le tissu conjonctif reste à nu ; c'est là ce qui arrive parfois dans l'endosalpingite blennorrhagique ; mais dans le plus grand nombre de salpingites à streptocoques c'est plutôt le phénomène inverse que l'on peut constater : le remplacement épithélial est plus rapide que la desquamation ; on trouve alors plusieurs couches de cellules épithéliales.

De même que la transformation des franges, la prolifération épithéliale semble être sous la dépendance des modifications successives subies par les vaisseaux.

La chute épithéliale elle-même varie suivant l'époque de la salpingite ; pendant la période aiguë ou subaiguë, les cellules épithéliales tombent isolément ; dans la salpingite chronique, l'épithélium quitte la muqueuse par lambeaux.

La forme des cellules épithéliales dépend de bien des conditions ; quand tombe la cellule normale, elle est généralement remplacée par une cellule de forme analogue mais n'ayant pas de cils vibratiles ; l'épithélium devient d'autant plus bas que la lésion est plus chronique. Mais cet aplatissement de la cellule est dû aussi en grande partie à un phénomène mécanique de compression ; en *c. a.* (fig. 2), les cellules étaient tout à fait aplaties ; elles étaient cylindriques en *e. c.* ; c'est là une disposition que l'on retrouve dans tous les cas analogues.

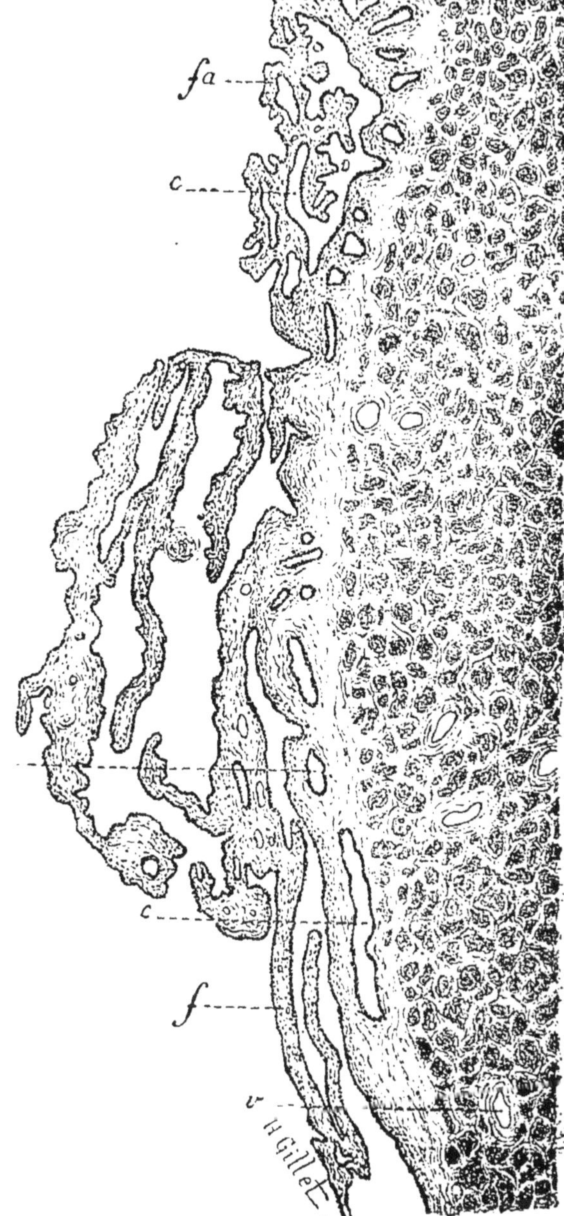

Fig. 4. — Muqueuse mince d'une hydrosalpingite dont les franges couchées sur les parois, y adhèrent par leurs extrémités et forment de longues cavités.

m., couche musculaire ; *f.*, frange couchée dans la paroi, mais non encore adhérente ; *f. a.*, frange tenant à la paroi par son pédicule et par son extrémité devenue adhérente ; *c.*, cul-de-sac fermé par la frange précédente tendant à devenir une cavité indépendante ; *c. i.*, cavités isolées devenant plus petites par segmentation ; *v.*, vaisseau.

Parmi les autres modifications que peuvent subir les cellules épithéliales, signalons la dégénérescence granulo-graisseuse.

Bolat (1) a insisté sur la transformation possible des cellules inflammatoires ; cette transformation déterminant une disparition complète de l'épithélium permettrait, d'après lui, aux parois de s'accoler et à la lumière de disparaître complètement.

Nous ne croyons pas, comme nous l'avons déjà dit, que la lumière puisse disparaître par un processus de ce genre.

c) *Contenu de la salpingite.*

La trompe peut contenir du sang, du liquide séreux, du pus. C'est celui-ci qui nous intéresse surtout : son aspect microscopique est aussi différent qu'il est possible.

Dans le cas de salpingite blennorrhagique aiguë ou subaiguë, le nombre des leucocytes est considérable ; nous avons eu l'occasion d'insister dernièrement sur les rapports qu'ont entre eux ce pus et celui de l'uréthrite blennorrhagique de l'homme (2).

Tout différent est le pus d'une salpingite consécutive à la présence du streptocoque, surtout si l'infection est ancienne. Le pus est alors presque exclusivement constitué par des cellules épithéliales desquamées. Nous en avons décrit les différentes modifications à propos de la salpingite à streptocoques.

Dans certaines salpingites, presque toutes les cellules desquamées se trouvent en dégénérescence granulo-graisseuse ; celle-ci commence, alors que la cellule tient encore à la muqueuse ; elle s'accentue de plus en plus ; il arrive un moment où toutes les gouttelettes graisseuses qui se sont formées aux

---

(1) Bolat. Salpingite interstitielle. *Americ. Journ. of obstetric.*, 1888, p. 124.

(2) E. Reymond. Remarques sur les caractères du pus dans la salpingite blennorrhagique. *Société anatomique*, avril-mai 1895.

dépens de la cellule, se désagrègent et nagent dans le contenu de la salpingite.

On y trouve assez souvent des cellules conjonctives jeunes paraissant venir du tissu sous-épithélial laissé à nu par la desquamation de l'épithélium.

II. — La musculeuse

Les lésions de la musculeuse se trouvent dues à des influences bien différentes : influences locales des micro-organismes, causes mécaniques comme la distension de la trompe par un liquide, peut-être troubles d'innervation, en tous cas troubles vasculaires. En ce qui concerne ces derniers, on peut suivre les modifications simultanées de la couche musculaire et des vaisseaux : tout porte à croire que l'un est la cause de l'autre.

L'hypertrophie est la première des modifications que subit la musculeuse ; comment s'effectue cette augmentation du nombre des cellules musculaires ? Faut-il penser qu'il se produit un processus analogue à celui que Forster a cru voir dans le développement des léiomyômes ? Les cellules musculaires existant à l'état normal se multiplieraient-elles par division ? En tout cas, ce ne doit pas être là le seul mode de formation des nouvelles cellules musculaires ; en effet, l'épaississement de cette couche ne se fait pas seulement sur place, il empiète sur la muqueuse. Les follicules de la trompe en sont un exemple ; il est vrai que différents auteurs, Williams (1) entre autres, ont attribué la formation de ces follicules à des prolongements des culs-de-sac épithéliaux s'enfonçant dans les tissus jusque sous le péritoine et se trouvant ensuite étranglés, transformés en cavités indépendantes.

Nous n'avons jamais rencontré cette disposition : les cavi-

(1) Williams. Contribut. à l'étude de l'anat. normale et pathol. de la trompe. *Americ. J. of Med. sciences*, oct. 1891, t. II, p. 377 ; *Cent. f. Gyn.*, n° 14, p. 272, et *Annales de gynécol.*, 1892, p. 377.

tés épithéliales trouvées dans la musculeuse étaient des cavités closes. Elles n'entraient pas dans la couche musculaire ; c'est celle-ci qui les englobait en se substituant à la muqueuse.

Cette dernière reçoit à l'état normal quelques prolongements que l'on peut considérer comme une *muscularis mucosæ;* à l'état pathologique, cette disposition peut être très exagérée.

Or, cette nouvelle formation de cellules musculaires se fait surtout aux dépens des cellules inflammatoires, qui accompagnent les vaisseaux; ceux-ci enveloppés de ces jeunes cellules, constituent les travées conductrices des fibres musculaires de nouvelle formation.

Ainsi paraît se constituer l'hypertrophie de la couche musculaire ; elle peut devenir sept ou huit fois plus considérable que la muqueuse.

L'atrophie est souvent consécutive à l'hypertrophie. Les influences mécaniques et le manque de vascularisation peuvent en être les causes. Mais le plus souvent elle est due à l'envahissement du tissu conjonctif qui étouffe les faisceaux musculaires et tend à se transformer en tissu fibreux. Dans bien des cas, la couche musculaire n'est hypertrophiée qu'en apparence; au microscope on constate qu'il s'agit de tissu fibreux dans lequel ne subsistent que de rares faisceaux musculaires.

Le manque de vitalité de la fibre musculaire peut se manifester par d'autres modifications ; nous avons vu plusieurs fois la cellule musculaire prendre un aspect rappelant la dégénérescence vitreuse des fibres striées ; quelquefois les cellules contiennent par places de larges vacuoles ; mais la transformation la plus fréquente est la dégénérescence granulo-graisseuse.

Il est peu probable que les modifications de la cellule musculaire soient dues à la présence même du micro-organisme, quoique nous ayons trouvé des micro-organismes dans l'intérieur de la gaine.

En revanche, les modifications du tissu cellulaire paraissent bien être dues à la présence immédiate des micro-organismes, des streptocoques en particulier. Ceux-ci peuvent déterminer une véritable cellulite non seulement dans la trompe, mais encore et surtout dans l'aileron de celle-ci.

Nous avons toujours considéré que les cellules inflammatoires arrivaient par les lymphatiques. Mais telle n'est pas l'opinion de certains auteurs, entre autres de Bolat (1). Celui-ci aurait vu le noyau des fibres musculaires se diviser, le diamètre augmenter; puis, chaque fuseau se fragmenterait, et ainsi se trouvaient constituées un certain nombre de cellules inflammatoires.

III. — Vaisseaux

Les lésions des vaisseaux dans les salpingites ont été incomplètement étudiées. Orthmann insiste surtout sur les ruptures pouvant se produire et déterminer un hématosalpinx; il ne dit rien des endartérites et des phlébites : ces dernières lésions ont frappé Savinoff (1); sa description est incomplète, mais les dessins qu'il donne sont fort exacts.

Comme pour les éléments précédents, il est nécessaire pour les vaisseaux d'étudier leurs lésions aux différents âges de la salpingite. La congestion constitue toujours la première des modifications vasculaires, mais elle ne se produit pas toujours au même niveau. Dans l'endosalpingite blennorrhagique, c'est la muqueuse qui se trouve le plus congestionnée; c'est en ce cas que les franges peuvent être si riches en capillaires et petits vaisseaux que ceux-ci paraissent constituer toute la charpente de la frange; la congestion est moins marquée dans les autres couches de la trompe.

Inversement, il semble qu'au début de la salpingite consécutive à un état puerpéral, les régions les plus congestionnées

(1) Bolat. Salpingite interstitielle. *American Journ. of obstetrics*, 1888, p. 124.

(2) Savinoff. Salpingitis chron. productiva vegetans. *Loc. cit.*

ne soient pas la muqueuse, ni même la musculeuse : c'est au niveau de l'aileron que la vascularisation est le plus considérable. Peut-être cette disposition ne persiste-t-elle pas longtemps.

Entre ces deux extrêmes se placent les cas les plus nombreux où la congestion se produit dans toute l'épaisseur de la trompe ; les vaisseaux d'une certaine importance se déve-

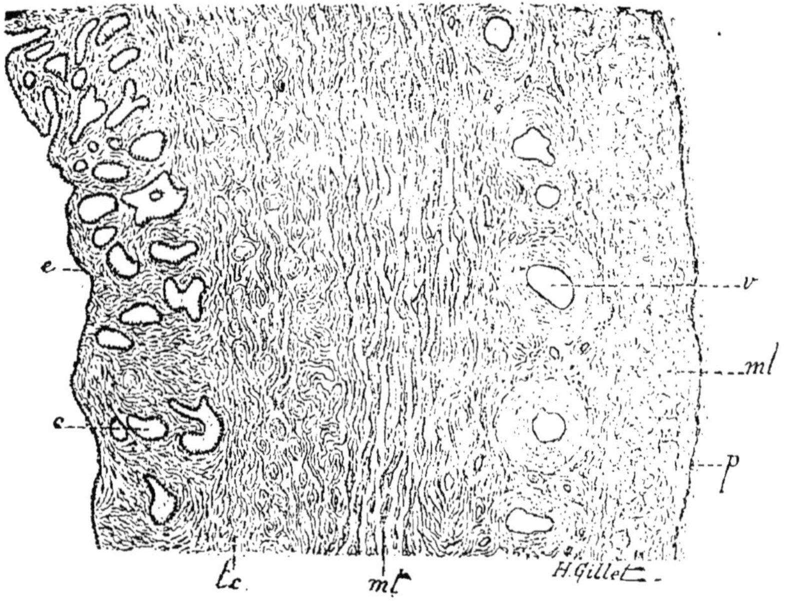

FIG. 5. — Sclérose. Franges disparues. Enkystements épithéliaux.

v., vaisseaux sclérosés formant entre les deux couches musculaires une couronne régulière ; *p.*, péritoine ; *m.l.*, fibres musculaires longitudinales ; *m.t.*, fibres musculaires transversales ; *t.c.*, tissu conjonctif de la muqueuse ; *e.*, cavité kystique épithéliale ; *e.*, épithélium.

loppent alors de préférence sous le péritoine et dans le tissu cellulaire séparant les deux tuniques musculaires. La fig. 5 donne un exemple de cette disposition ; les vaisseaux (*v*) formaient dans les coupes une couronne très régulière entre les deux couches de muscles *mt* et *ml*.

L'état congestif marque le début de toute salpingite ; ce processus ne tarde pas à se modifier ; toutes les lésions dont vont être maintenant atteints les vaisseaux contribueront au même résultat : diminuer leur calibre et leur nombre. C'est dans la salpingo-ovarite à streptocoques que nous avons pu étudier les lésions suivantes.

Les cellules inflammatoires qui enveloppaient l'artère se sont organisées en tissu conjonctif plus ou moins dense. La tunique externe est fort épaissie; au début on en distingue bien les éléments, on voit que les vasa-vasorum ont augmenté de nombre et de volume et pénètrent plus profondément la paroi artérielle; mais ensuite, la tunique externe se présente comme une couche continue, de couleur ambrée, d'apparence amorphe.

Les modifications de la tunique interne sont plus faciles à suivre : l'épaississement considérable qui se produit à son niveau peut être régulier, ou bien se localiser à un certain niveau et déterminer un gros bourgeon faisant saillie dans l'artère. L'hypertrophie porte sur divers éléments.

Dans la figure 6, prise sur l'artère la plus importante de la trompe, on voit que la prolifération cellulaire a lieu d'une part en dedans de la lame élastique, c'est-à-dire dans la tunique interne, et d'autre part en dehors de cette lame, c'est-à-dire dans la tunique moyenne. Les jeunes cellules qui constituent l'épaississement sont un peu allongées, à noyaux se colorant bien; elles dirigent leur grand axe vers le centre de l'artère : l'endothélium est normal.

Mais il est assez fréquent de constater que l'épaississement s'est produit seulement aux dépens de la tunique interne : c'est en général ce qui arrive lorsqu'il est irrégulier et sous forme de bourgeon faisant saillie dans la lumière.

Enfin, l'endothélium est parfois atteint lui aussi; il peut l'être seul. Il est fréquent de voir les cellules endothéliales gonflées, presque sphériques, mais gardant encore leur rapport avec la paroi. Il peut se faire une prolifération endothéliale.

Ces lésions des vaisseaux peuvent-elles être indépendantes de l'infection et dues seulement à l'artériosclérose? Williams (1), qui a noté l'endartérite au niveau des trompes, insiste sur ce qu'il ne l'a jamais trouvée que chez les multipares et la compare à celle qu'on trouve parfois au niveau de l'utérus. Peut-être la congestion pathologique de la

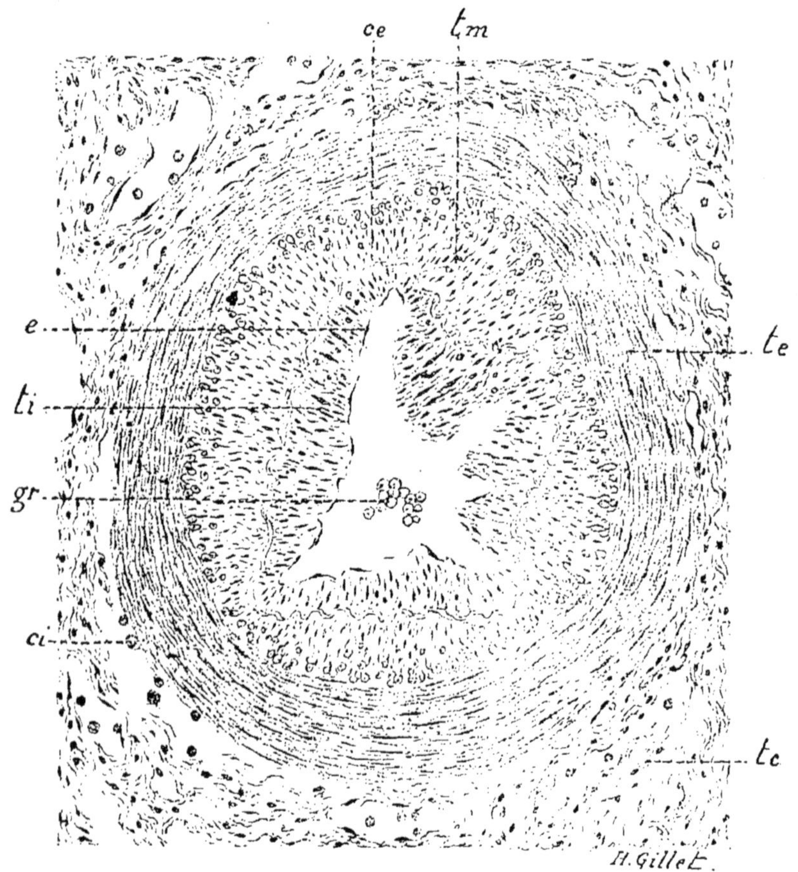

FIG. 6. — Endartérite.

t. e., tunique externe ; *t. m.*, tunique moyenne ; *c. e.*, couche élastique interne ; *t. i.*, tunique interne ; *e.*, épithélium ; *g. r.*, globules rouges ; *c. i.*, cellules inflammatoires ; *t. c.*, tissu conjonctif.

trompe produit-elle sur les artères un processus analogue à celui que la congestion physiologique de l'utérus détermine sur ses vaisseaux.

(1) WILLIAMS. Contrib. à l'anat. normale et pathol. de la trompe. *Loc. cit.*

Mais il est bien certain que l'endartérite peut, d'autre part, se produire dans la trompe, sous l'influence même des micro-organismes ; nous avons pu, dans plusieurs cas, colorer ceux-ci au niveau des artères malades ; il s'agissait chaque fois de la même espèce microbienne : le streptocoque pyogène.

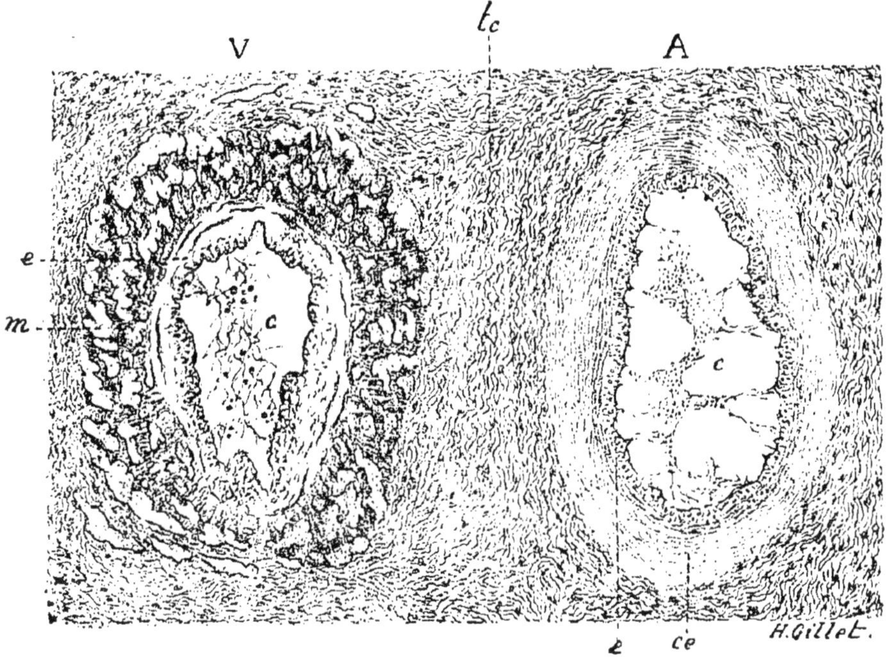

Fig. 7. — Artériole et veinule juxtaposées : toutes deux thrombosées.

V., veinule ; *c.*, caillot de thrombose ; *e.*, cellules endothéliales boursouflées ; *m.*, faisceaux musculaires longitudinaux qui accompagnent la veine : hypertrophie de ces faisceaux ; *A.*, artériole ; *c.*, caillot de thrombose ; *e.*, cellules endothéliales boursouflées ; *c. e.*, couche externe hypertrophiée et sclérosée.

Nous avons trouvé ce micro-organisme mêlé aux cellules inflammatoires qui enveloppent l'artère comme d'un manchon. Mais c'est surtout dans les cas où le vaisseau est thrombosé que les streptocoques se voient le mieux. Ces thromboses des artères (fig. 7) paraissent se produire à la suite de l'oblitération presque complète de la lumière par la déformation de l'endartère. Il se fait alors un caillot qui bouche ce qui restait de lumière ; les streptocoques se retrouvent dans l'épaisseur du caillot et tapissent aussi la paroi.

Les lésions des veines paraissent de nature encore plus nettement infectieuse que celles des artères. On trouve souvent un gonflement et une prolifération de cellules endothéliales ; au-dessous, la tunique interne est tantôt régulièrement épaissie, tantôt présentant des bourgeons ; des capillaires de nouvelles formations pénètrent la tunique interne ; les thromboses paraissent dues à la déformation des parois et à l'oblitération partielle de la lumière.

Les lésions des capillaires suivent celles des autres vaisseaux ; nous en avons trouvé dont la lumière était remplie par des streptocoques.

La première fois que nous avons eu l'occasion de constater la présence de streptocoques dans la lumière d'un vaisseau, nous avons été étonné qu'ils aient pu s'y trouver sans déterminer des symptômes aigus de pyohémie ; il est difficile de supposer qu'un certain nombre d'entre eux ne soient pas entrés dans la circulation générale ; il est vrai, comme nous le verrons, qu'il s'agit d'une forme dont la virulence est si atténuée qu'il faut employer des procédés spéciaux pour la déterminer à cultiver : dès lors, on peut admettre que ceux des streptocoques ayant été entraînés par le sang, se sont trouvés incapables de s'y reproduire.

Cette question de l'infection du sang par le streptocoque peu virulent est encore mal connue. MM. Labadie-Lagrave et Basset (1) concluent de travaux entrepris sur ce sujet, que la présence de streptocoques dans le sang est non seulement une chose fréquente, mais une règle absolue dans toute infection de nature puerpérale ; selon eux, chaque fois qu'une puerpérale présente de la fièvre, même si l'on est

(1) Labadie-Lagrave et Basset. *Congr. de gynécologie.* Bruxelles, septembre 1893, p. 319.

très éloigné de l'époque où s'est produite l'infection, on peut être certain de trouver des streptocoques dans le sang. La présence de ces microbes dans la circulation n'aurait pas du tout la gravité que nous avons coutume de lui attribuer : cette gravité dépendrait du degré de virulence des streptocoques.

Il nous reste à étudier les lésions des lymphatiques ; elles se produisent en même temps que celle des vaisseaux sanguins : cependant l'importance de chacune d'elles peut être très différente et l'infection lymphatique ou sanguine prédominer de façon marquée.

Les lymphatiques de la muqueuse et des franges ont été signalés à l'état normal depuis longtemps par Orthmann (1) ; il avait remarqué que lorsque s'écartent les deux revêtements épithéliaux d'une frange, la charpente de celle-ci est parcourue par un espace libre auquel il donne la valeur d'un lymphatique, quoique ne l'ayant jamais trouvé revêtu de cellules endothéliales. Quand la muqueuse est infectée, ce lymphatique s'élargit et se remplit de cellules inflammatoires auxquelles peuvent se trouver mêlés des streptocoques.

IV. — Ovaire

Les lésions de l'ovaire accompagnent presque toujours celles de la trompe : on a été longtemps sans le reconnaître. Popoff (2) fait remarquer qu'en 1887, sur 274 cas de salpingites réunis, on n'avait trouvé que sept cas d'ovarite. M. Terrillon a insisté dans différentes publications, sur la rareté des lésions de l'ovaire au cours de la salpingite. Par contre, pour Monprofit (3) il est peu de cas où l'inflammation de la trompe ne soit accompagnée de modifications du côté de l'ovaire.

La fréquence de la dégénérescence scléro-kystique est non

(1) Orthmann. *Loc. cit.*

(2) Popoff. *Arch. f. Gyn.*, 1894.

(3) Monprofit. Salpingite et ovarites. Thèse Paris, 1888.

douteuse, mais tandis que pour Nagel (1), Olshausen (2), Ziegler (3), Leopold (4), la formation des kystes folliculaires ne doit pas être considérée comme pathologique, Hegar, Kaltenbach (5), Prochownick (6), Bulius (7) ont professé l'opinion contraire. M. Pozzi ne paraît pas attacher très grande importance aux lésions ovariennes : il cite cependant les travaux de Paul Petit, qui a établi une longue classification des lésions ovariennes.

Nous n'avons aucunement l'intention de reprendre ces travaux, mais nous tenons d'une part à insister sur la fréquence considérable des lésions de l'ovaire, et d'autre part à placer en regard les micro-organismes qui en sont la cause; enfin nous voudrions chercher dans quel ordre se présentent les différentes lésions et à quel état des trompes elles correspondent.

Au cours d'une annexite l'ovaire peut être atteint de deux façons différentes : par la périphérie, ou par le hile à travers les tissus.

Il n'est pas rare de trouver l'ovaire enveloppé par de fausses membranes qui paraissent d'abord faire corps avec lui; parfois même elles ne se laissent pas détacher et c'est seulement en pratiquant des coupes histologiques qu'on s'aperçoit que ce tissu est surajouté à celui de l'ovaire.

D'où vient cette péri-ovarite? Il est probable qu'il s'agit d'une inflammation consécutive à l'écoulement du pus de la trompe dans le péritoine : ce pus détermine une péritonite très localisée et un enveloppement de l'ovaire par le tissu inflammatoire; plus tard, l'ovaire pourra rompre ses adhé-

---

(1) NAGEL. *Arch. für Gynækologie*, 1887. Bd. XXXI, Heft. 3, p. 327.

(2) OLSHAUSEN. Die Krankh. der Ovarien. *Handb. der Chir. von Pitha und Billroth*, Bd. IV, B. 6.

(3) ZIEGLER. *Lehrbuch der allg. und spec. path. Anatomie*, 1886, p. 924.

(4) LEOPOLD. *Arch. für Gyn.*, 1883, Bd. XXI.

(5) HEGAR et KALTENBACH. *Oper. Gynäk.*, 1886.

(6) PROCHOWNICK. *Arch. f. Gyn.*, 1886, Bd. XXIX, Heft. 2, p. 183.

(7) BULIUS. *Centr. für Gyn.*, 1889, n° 32, p. 563.

rences et garder sa coque : cette libération d'adhérences ne doit pas nous étonner lorsque nous voyons, comme dans les observations de Rorthorn, Zedel (1), Desguin (2), de petits foyers purulents pouvant à la longue se libérer de leurs adhérences et constituer un kyste ne tenant plus qu'à la trompe dont elles enveloppent le pavillon. Cet enveloppement de l'ovaire n'empêche pas qu'il puisse d'autre part être infecté par le pédicule, mais il se peut que l'inflammation soit seulement périphérique, et c'est là ce qui se produit au cours de la *salpingite blennorrhagique ;* les lésions sont alors peu profondes, on ne trouve pas de collection purulente ovarienne ; la seule influence de la coque inflammatoire paraît être de le comprimer, d'y gêner la circulation, d'y déterminer enfin les lésions de l'ovarite scléro-kystique.

Cette inflammation périphérique de l'ovaire, est la seule qu'admettent encore le plus grand nombre des auteurs ; c'est la seule que puissent reconnaître ceux pour qui la salpingite est toujours consécutive à une infection ascendante de la muqueuse ; pour la plupart d'entre eux les lésions profondes de l'ovaire sont dues à des influences mécaniques, à des troubles de la circulation, mais les micro-organismes ne persistent pas dans la profondeur.

Cependant, il faut expliquer les kystes purulents de l'ovaire ; les auteurs en question pensent, avec Bland Sutton (3), que le kyste s'est infecté dans ce cas en crevant dans la trompe ; mais que dire alors des abcès de l'ovaire ne communiquant pas encore avec la trompe ?

La question ne fait plus aucun doute pour nous, depuis que nous avons trouvé non seulement dans les kystes purulents, mais aussi dans l'épaisseur de l'ovaire et dans les lymphatiques de l'aileron, des micro-organismes appartenant toujours d'ailleurs à la même espèce : le streptocoque.

---

(1) ZEDEL. *Lot. cit.*, p. 31.

(2) DESGUIN. *Lot. cit.*, p. 31.

(2) BLAND SUTTON. *Loc. cit.*, p. 250.

Aussi la fréquence de l'infection profonde de l'ovaire est-elle probablement proportionnelle à la fréquence des salpingites à streptocoques, c'est-à-dire, pensons-nous, beaucoup plus grande qu'on ne le croit.

Voyons maintenant, d'après les pièces que nous avons examinées, dans quel ordre se présentent les lésions de l'ovaire quand celui-ci est infecté dans sa profondeur.

De même que la trompe, il semble que l'ovaire passe par deux phases successives: congestion et hypertrophie, atrophie et sclérose. Au début, les vaisseaux se dilatent et se multiplient; des traînées de cellules inflammatoires infiltrent le tissu cellulaire, surtout au niveau de l'aileron; elles pénètrent en petite quantité seulement le stroma ovarien où on les trouve le long des vaisseaux; cette forme du début doit se rencontrer rarement sur les pièces enlevées chirurgicalement; on n'opère pas à cette époque de la maladie. En revanche, nous avons pu l'étudier sur des pièces provenant de femmes mortes à la suite d'infection puerpérale subaiguë ou chronique; les streptocoques se montrent nombreux, surtout dans le tissu cellulaire de l'aileron et autour des vaisseaux; on en trouve des îlots dans le parenchyme de la glande.

C'est à la suite de cette congestion que l'organe paraît avoir une tendance à l'hypertrophie; celle-ci se manifeste nettement au niveau de la couche ovigène; les ovisacs augmentent de volume et de nombre; la couche ovigène peut être criblée de follicules se touchant tous et étant tous trois ou quatre fois plus volumineux qu'à l'état normal; plus tard, quelques-uns d'entre eux continueront à grossir tandis que tous les autres tendront à s'atrophier.

Nous ne nous occuperons pas des hémorrhagies qui peuvent se faire dans ces kystes folliculaires, les transformant en kystes sanguins qui contiennent tantôt du sang pur et tantôt du sang mélangé à de la sérosité; mais nous voulons insister sur la transformation purulente de ces kystes.

Les kystes purulents de l'ovaire, qu'ils soient isolés ou

bien ouverts dans la trompe, sont d'une extrême fréquence : il est vraiment extraordinaire qu'on ait pu les considérer comme une rareté (fig. 8).

Les kystes purulents sont généralement plus gros que les kystes séreux se trouvant sur le même ovaire. Peut-être parce que le kyste purulent grossit plus vite que les autres ; peut-être parce qu'il s'est développé avant les autres alors que l'infection ovarienne était à sa période aiguë.

Au début, le kyste purulent a une structure très analogue

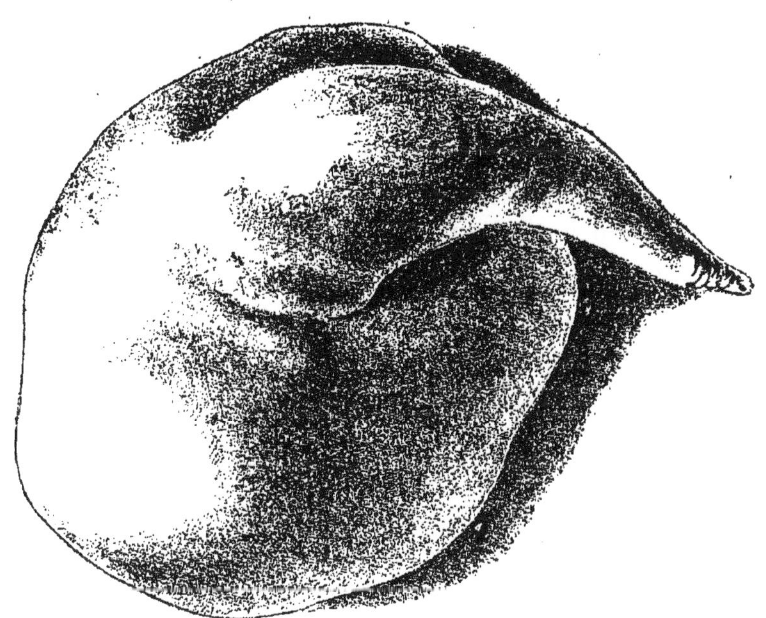

Fig. 8. — Type d'un volumineux abcès de l'ovaire communiquant avec la trompe.

à celle d'un kyste folliculaire : le tissu ovarien enveloppant le kyste est seulement plus riche en capillaires et en cellules inflammatoires : l'épithélium du kyste peut encore se conserver par places ; le liquide en est louche, contenant un nombre égal de leucocytes et de cellules épithéliales.

A une période plus avancée, le kyste a perdu son enveloppe folliculaire ; ses parois, qui peuvent avoir conservé une apparence unie, présentent en dehors une couche de tissu embryonnaire, une zone où celui-ci s'est organisé en tissu fibreux et enfin, plus en dehors, une zone constituée par le parenchyme ovarien très riche en vaisseaux.

Mais souvent ces kytes purulents tendent à communiquer ; l'épaisseur de l'ovaire est alors creusée d'une cavité anfractueuse constituée par une série de loges régulières communiquant entre elles par des orifices circulaires.

Il est souvent difficile de savoir si l'on a affaire à un kyste devenu purulent ou à un abcès de l'ovaire.

A côté des kystes et abcès de l'ovaire, signalons la présence de corps jaunes pouvant présenter les caractères de ceux de la grossesse ; on conçoit du reste facilement que, si la congestion utérine pendant la grossesse peut déterminer, par influence de voisinage, des modifications dans les corps jaunes, la congestion pathologique de l'ovaire puisse déterminer sur eux des modifications analogues.

Telle est la période pendant laquelle tous les éléments de l'ovaire ont une tendance à s'hypertrophier et à proliférer ; vient ensuite celle où ils tendent à s'atrophier et à dégénérer. Les vaisseaux et le tissu conjonctif jouent le rôle important dans cette transformation. Les vaisseaux subissent les mêmes modifications que dans la trompe et diminuent l'apport du sang. Le tissu conjonctif s'organise en tissu fibreux comprimant les vaisseaux, les fibres musculaires et les filets nerveux.

Cette sclérose peut ne pas être rétractile tout d'abord ; le développement du tissu conjonctif peut même donner un grand développement à l'ovaire : *ovarite chronique hypertrophique*. Mais il arrive un moment où ce tissu se tasse, en étouffant de plus en plus les éléments de la glande : c'est l'*ovarite chronique atrophique*, que nous appellerions volontiers la *cirrhose atrophique* de l'ovaire.

Que deviennent les follicules au milieu de cette évolution du tissu conjonctif ? Les follicules normaux tendent à disparaître, les petits kystes folliculaires paraissent faire de même, mais les kystes plus gros persistent, donnant lieu à la forme si fréquente d'ovarite scléro-kystique; il semblerait même que ces kystes puissent continuer à grossir, alors que le travail de sclérose est fort avancé.

C'est encore à cette période qu'on peut voir le tissu ovarien atteint de dégénérescence graisseuse : celle-ci se produit au niveau des muscles, des parois des kystes folliculaires, et surtout des kystes purulents; on retrouve alors dans le contenu de ceux-ci des parcelles de graisse nageant dans le pus.

CONCLUSIONS

I. — **Anatomo-pathologie.**

1° L'extrémité utérine de la trompe peut être fermée par divers mécanismes, mais en aucun point la chute épithéliale n'est assez complète pour que les adhérences de la muqueuse à elle-même puissent déterminer une disparition de cette lumière.

2° L'occlusion de l'orifice abdominal de la trompe se fait en deux temps : recroquevillement des franges dans le pavillon, adhérences de ces franges par leur face péritonéale. La muqueuse ne prend aucune part à ce travail.

3° Sauf rare exception, un kyste de l'ovaire ne devient pas purulent, parce qu'il communique avec la trompe, mais il communique avec la trompe parce qu'il était purulent.

Cet abouchemeut de la trompe dans une cavité ovarienne constitue une des formes les plus fréquentes de la salpingo-ovarite.

4° La classification actuelle des salpingites, qui repose seulement sur la forme extérieure, n'a que de lointains rapports avec les lésions microscopiques des tissus ; ceux-ci, quelle que soit la forme de salpingite, passent par deux phases successives : d'abord congestion et hypertrophie, ensuite, sclérose et dégénérescences.

II. — **Rapports entre l'agent infectieux et l'aspect macroscopique.**

1° Le *gonocoque* n'envahit que la trompe.

L'ovaire n'est pas abcédé s'il n'y a pas eu d'infection mixte ; il est le plus souvent scléro-kystique.

Les lésions péritonéales et celles de la périphérie de l'ovaire sont dues à l'écoulement du pus par le pavillon.

2° Le *streptocoque* envahit les annexes dans leur totalité.

L'ovaire est atteint en même temps que la trompe: aussi souvent qu'elle, il devient le siège d'une collection purulente qui communique ou ne communique pas avec la salpingite.

Dans la pelvi-péritonite déterminée par le streptocoque, le péritoine est infecté par sa face profonde.

3° Le *pneumocoque* paraît déterminer des lésions macroscopiques très variables ; il peut se localiser à une trompe d'un seul côté.

4° Le *bacterium coli commune* laisse à la salpingo-ovarite l'aspect qu'elle avait avant qu'il ne la vînt affecter secondairement.

Il existe toujours des adhérences avec l'intestin ; c'est avec le rectum et l'anse oméga qu'elles se font le plus souvent, les annexes étant tombées dans le cul-de-sac de Douglas.

III. — **Rapports entre l'agent infectieux et sa situation dans les tissus.**

1° Le *gonocoque* se trouve dans le pus et à la surface de la muqueuse, au niveau de laquelle il détermine une abondante diapédèse de leucocytes ; il ne traverse qu'exceptionnellement l'épithélium.

Le gonocoque ne se trouve pas dans l'épaisseur de l'ovaire ; il n'entre en contact qu'avec sa surface qui s'enveloppe d'une coque scléreuse.

2° Le *streptocoque* se trouve dans toutes les couches de la trompe, de l'ovaire et des ailerons ; surtout dans les lymphatiques et le long des vaisseaux. Il détermine moins une diapédèse de leucocytes qu'une desquamation abondante de cellules épithéliales.

3° Tous les autres microbes dont nous avons pu étudier la topographie se cantonnent à la surface de la muqueuse et dans les kystes qui se forment à ses dépens ; ils n'envahissent pas les tissus plus profondément.

IV. — Rapports entre l'agent infectieux et les caractères cliniques.

1° La présence du *gonocoque* dans la trompe ne donne que rarement lieu à des symptômes généraux aigus.

La salpingite blennorrhagique est susceptible de guérir si le pavillon n'est pas fermé.

2° La salpingo-ovarite à *streptocoques* est presque toujours liée à une infection puerpérale.

Elle a toujours une période fébrile.

Elle a peu de tendances à la guérison.

3° Le *bacterium coli* se trouve le plus souvent dans les salpingites présentant ces deux caractères : haute température (jusqu'à 40°,5) et situation rétro-utérine, la poche tendue faisant saillie dans le vagin et dans le rectum.

Deux raisons peuvent engager à traiter ces collections en les incisant par le vagin : la virulence de leur contenu, et la possibilité de guérison relative à la suite de cette simple incision.

V. — Voies suivies par les différents agents infectieux.

1° Le *gonocoque* pénètre dans les trompes en suivant la lumière.

2° Le *streptocoque* pénètre dans les annexes par les vaisseaux sanguins et lymphatiques.

3° Le *bacterium coli commune* pénètre dans la salpingo-ovarite à travers les adhérences qui se sont formées avec l'intestin.

4° Les microbes *peu ou pas pathogènes* paraissent être venus de l'utérus à la suite du gonocoque ; l'influence de celui-ci sur le développement anormal des microbes saprophytes, est un des points communs entre les anciennes uréthrites et les anciennes salpingites blennorrhagiques.

Nota. — Les exemplaires de notre thèse s'étant trouvés épuisés, nous avons réuni sous le même titre les articles que nous avions fait paraître dans les *Annales de gynécologie* (janvier à juillet 1895) et qui constituent la partie la plus importante de notre travail. E. R.

IMPRIMERIE LEMALE ET Cie, HAVRE

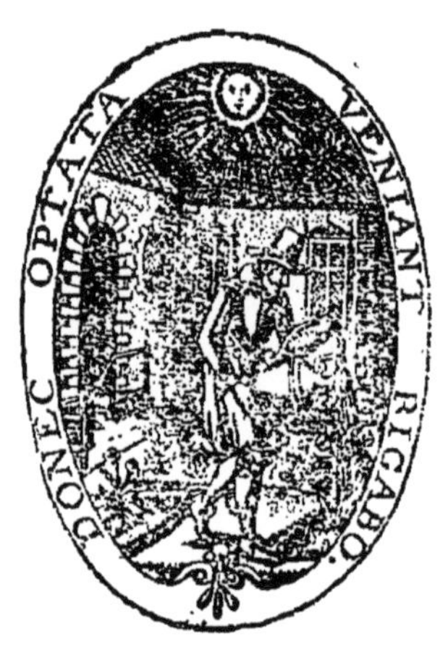

IMPRIMERIE LEMALE ET Cie, HAVRE